지금 당신의 삶의 위치는 어디쯤인가요?
나이와 상관없이 항상 새봄이기를 기원합니다.

박문일 드림

탄생부터 노후까지 박문일 산부인과 교수의 생명여행

건강한
삶을 위한
50가지
이야기

목차

들어가는 말　7

추천사
　　한광수 서울특별시의사회 회장　12
　　이성주 KorMedi.com 대표　14

Part 1 건강한 삶? 행복한 생명여행!

01 무생물에서 어떻게 생명이 탄생했을까?　18
02 코로나19, 감기처럼 풍토병으로 바뀔까?　24
03 여성은 DNA가 남성보다 많으니 우월?　30
04 금연, 운동… 새해 결심 '작심삼일'로 끝났다면…　35
05 남녀 수명 차이가 줄어드는 이유는?　40
06 눈물은 '건강의 묘약', 맘껏 울어라　46
07 건강 위해 꼭 알아야 할 수치 7개는?　53
08 건강을 지키려면 꼭 피해야 할 4가지　60
09 수학이 공기와도 같은 까닭　65
10 '필수의료'는 없다… 생명을 살리기 위해 먼저 할 일은?　70
11 AI 의사의 가장 큰 위험은?　75
12 느린 삶, 왜 건강으로 이어질까?　81
13 코로나19 탓에 후각 잃으면 관련 기억도 잊을까?　87
14 마오리족은 2살 때를 기억하는데, 우리는 왜 못하나?　92
15 '품위 있는 죽음'에 앞서… 먼저 해결해야 할 것은?　98
16 '너 보니 나도 피곤?' 만성피로증후군은 전염병일까?　104
17 왜 부모님은 한사코 병원에 안 가려 할까?　110
18 건강한 삶에 '선 긋기'가 중요한 이유　116
19 9988234의 시대, 노화는 병일까?　122
20 지켜야 할 건강상식 10 vs 잘못된 건강상식 10　127

Part 2 준비된 부모? **건강한 아이!**

- 21 나는 도대체 몇 살인가? 136
- 22 임신 출산과 남자 나이는 상관없다고? 142
- 23 부부 나이 차이는 몇 년이 가장 적절할까? 146
- 24 아이는 엄마 아빠 중 누구를 더 닮을까? 150
- 25 IQ=지능 아니고, IQ도 계속 바뀐다 156
- 26 결혼하면 독신보다 오래 산다고? 161
- 27 아기 못 가져 눈물… 부부 웃게 한 뜻밖의 비법은? 167
- 28 "자궁기형 며느리 임신 가능?" 따져묻던 시어머니 172
- 29 명절 문화도 출산율에 영향 미칠까? 179
- 30 저출산 못지않게 심각한 저체중아 증가 186
- 31 쌍둥이 임신하면 기쁨 두 배, 행복 두 배? 191
- 32 '2개의 심장' 임산부, 조산 예방 위해서는? 197
- 33 자연주의 출산, 엄마와 아기에게 놀라운 선물 202
- 34 거듭 유산돼 눈물… 의사 말 한마디에 치유되는 까닭? 207
- 35 우리는 임산부를 진정 소중하게 대하고 있는가? 213
- 36 임산부, 2인분 듬뿍 먹고 살쪄도 괜찮다고? 221
- 37 부모 키 큰데, 초음파 검사서 태아 다리 짧다면? 227

목차

Part 3 좋은 의사? **행복한 환자!**

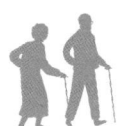

38 좋은 의사를 선택하는 7가지 팁   234
39 좋은 의사는 어떤 환자를 좋아할까?   240
40 의사들은 자기 건강 어떻게 챙길까   246
41 유명 의사와 친절 의사, 누가 좋은 의사일까?   253
42 의사가 꺼리는 환자의 말 6가지   259
43 의사가 환자 말 경청해야 하는 까닭은?   265
44 의사가 약 대신 '상쾌한 바닷바람' 처방하면?   272
45 나는 우영우 변호사와 많이 다를까?   278
46 의사가 환자가 되면 무엇이 절실할까?   284
47 주치의가 길일에 제왕절개술 안 해준다면…   291
48 '환자에게 해를 끼치지 말라'는 말은 절대선인가?   298
49 젊은 의사들의 생명 의료 기피, 진짜 이유는?   303
50 불가항력 의료사고, 누구의 책임인가?   309

Epilogue 자궁경부무력증이 뭐예요?

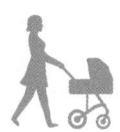

천당 가실 거예요　318
재수술 유감　323
결자해지(結者解之)　327
뭐라도 해 봐야지요　331
"왜 이렇게 늦게 왔어요?"　335

Prologue

들어가는 말

지금 당신의 삶의 위치는 어디쯤인가요?

사람의 일생을 춘하추동(春夏秋冬)으로 비유한다면, 젊은 사람들은 자신들이 봄이나 여름이라고 생각할 것이고, 장년기를 넘거나 노년기에 접어든 사람들은 아마도 가을, 또는 겨울을 생각할 것입니다. 그런데 이는 오롯이 신체적인 측면만을 고려한 것입니다. 사람의 마음은 언제나 봄일 수 있습니다. 계절로 보아도, 겨울이 지나면 봄이 반드시 찾아오는 것처럼 우리의 삶에서도 언제든지 새로운 시작과 변화가 가능합니다. 그래서 필자는 매년 춘하추동이 다시 시작되는 것이 그렇게 고마울 수 없습니다.

우리의 생명여행, 즉 인생의 첫 번째 계절인 봄(春)은 새로운 출발점입니다. 미래를 향한 첫걸음입니다. 새로운 일들에 도전하고 새로운 계획을 세울 수 있는 시기입니다. 우리는 장년기, 노년기가 되어도, 항상 봄이 다시 찾아올 것을 기대할 수 있으며 무엇이든 다시 시작할 수 있습니다. 그런데 만약 건강하지 않다면 봄이 다시 온다고 해도 우리는 새로운 것을 시작할 수 없습니다. 그러므로 인생의 춘하추동을 어떻게 보내느냐에서 가장 중요한 것은 건강입니다. 다시 말할 것도 없이 건강을 잃으면 모든 것을 잃는 것입니다.

존경하는 스티브 잡스의 말을 옮겨봅니다.
"당신이 살아가는 순간들이 모여 인생이 된다. 따라서 어떤 부분도 놓쳐서는 안 된다. 당신의 인생에서 가장 중요한 것은 건강이다. 건강한 몸은 모든 것의 기본이며, 건강을 잃어버리면 모든 것을 잃어버리는 것이다."

아시다시피 인류에 거대한 영향을 미쳤던 스티브 잡스는 췌장암이 발생한 후 많은 치료와 수술을 받았지만 결국 56세라는 아까운 나이에 생을 마감했습니다. 그가 창조적이고도 혁신적인 리더십으로 인해 남긴 유산은 여전히 많은 사람들에게 영감을 주고 있습니다. 그는 "당신이 좋아하는 일을 할 때, 마치 자신이 불타오르는 것처럼 느껴진다. 그것이 바로 진정한 인생의 의미이다"라는 말도 했습니다. 불타오르는 인생을 살면서도 췌장암으로 안타깝게 시들어가는 자신의 건강에 대해 한탄을 하며 그는 세상을 하직하였습니다.

'오늘 건강을 돌보지 않으면 내일 건강이 당신을 돌보지 않을 것이다'라는 말이 있듯이, 다시 말하지만 건강하지 않으면 아무것도 아닙니다. 건강한 삶을 유지하기 위해서는 노력이 필요하며, 그 노력이 당신 삶의 질을 결정합니다.

이 책은 지난 한 해 매주 1편씩 KorMedi.com에 연재했던 50여 편의 생명/의학/건강 관련 칼럼을 모아 제작하였습니다. 생명의 기원에서부터 남성과 여성의 차이, 유전, 노화에 이르기까지 여러 궁금증을 풀어드리고자 많은 노력을 기울였습니다. 많은 사람들이 궁금해하는 의사-환자 관계와 관련된 내용도 많이 담았습니다. 점점 중요해지는 마음 건강에 대한 주제들도 빠뜨리지 않았습니다. 필자의 전공이 산부인과인지라 출산, 결혼, 부부생활과 관련된 토픽들도 게을리하지 않았습니다. 사회적으로 개선되어야 할 제도들에 대해서도 구체적으로 문제점을 지적하였습니다. 우연인지는 모르겠지만 작년 초에 〈나는 도대체 몇 살인가〉 칼럼에서 필자가 제안한 '만 나이 통일'이 실제로 입법되어 올해 6월부터 시행될 예정에 있음에 큰 보람을 느끼고 있습니다.

이 책의 에필로그에는 필자가 전공하는 자궁경부무력증 관련 수필 5편을 추가하였습니다. 이 수필들은 이전에 의사수필동인 〈박달회〉에 소개되었던 내용들입니다. 자궁경부무력증은 임신이 만삭까지 유지되지 못하고 임신 중반기에 조산되게 하는 질환이며, 특히 양막이 질 내에 돌출되어 수술조차 어려웠던 경우들에 대한 이야기도 포함되어 있습니다. 이 수필들이 자궁경부무력증으로 고민하는 임산부들에게 조금이라도 도움이 되기를 바라며, 더욱 많은 이들에게 전해지길 바랍니다.

사실 필자의 필력은 부끄러운 수준입니다. 〈박달회〉의 회원으로서 글을 쓰는 시늉만 하고 있었습니다. 그런데 KorMedi.com의 이성주 대표님께서 칼럼을 쓸 기회를 주셨습니다. 엉겁결에 승낙하고 보니 1주일에 1편의 칼럼을 쓰는 것은 보통 힘든 일이 아니었습니다. 수필과 달리 칼럼은 과학적 팩트가 정확해야 하므로 마치 1주일에 한 편의 논문을 쓰는 것처럼 정성을 기울였습니다. 칼럼을 쓰도록 해주시고, 네이버, 구글, 다음 등의 인터넷 세상에 전파해 주시고, 아낌없는 지원을 해주신 우리나라 최고의 온라인 의료정보제공 회사인 KorMedi.com의 이성주 대표님께 심심한 감사의 말씀을 드립니다. 앞으로도 KorMedi.com이 더욱더 발전해 나가기를 기원합니다.

또한 칼럼을 쓰는 과정에서 주제가 고갈될 때마다 새로운 아이디어를 주시며 힘을 내게 해주신 〈박달회〉의 한광수 고문님, 김숙희 회장님, 유형준 교수님을 비롯한 모든 회원님들께 감사드립니다. 그동안 물심양면 도움을 주셨던 산본제일병원의 강중구 원장님, 상운의료재단 동탄제일병원의 김옥숙 이사장님, 양재혁 원장님께도 감사의 말씀을 드립니다.

아울러 칼럼들을 멋지게 한 권의 책으로 만들어 준 도서출판 지누에도 감사의 말씀 전합니다.

이 책을 내 삶의 원천인 아내 이승희에게 바칩니다. 그녀와 함께한 시간과 그녀의 지혜로운 조언들이 이 책을 탄생하게 해주었습니다. 또한 같은 의사의 길을 걷고 있는 내 가족들, 선하고 믿음직한 사위 김태우 교수, 사랑하는 예쁜 딸 박수경 교수와, 아름답고 현명한 며느리 정혜인 교수, 그리고 어려운 산부인과 의사의 길을 기꺼이 선택해 준 나의 영원한 골든보이 박용진에게도 이 책을 드립니다. 아울러 나의 DNA를 1/4씩 보유한 사랑하는 손주들, 김민재와 김민성, 그리고 박지안이 커서 이 책을 볼 때 할아버지를 자랑스럽게 생각했으면 좋겠다는 소심한 기대도 해봅니다. 이 책이 나의 가족들에게 작은 선물이 되어, 함께한 시간이 더욱 소중하고 따뜻한 추억으로 남을 수 있기를 바랍니다.

　그리고 마지막으로, 현재 건강을 염려하는 많은 이들에게도 이 책이 작은 위로와 격려가 되길 바랍니다.

　지금 당신의 삶의 위치는 어디쯤인가요? 나이와 상관없이 모두 새봄이기를 기원해 봅니다.

2023년 5월
박문일

추천사

 글 쓰는 일을 직업으로 삼는 사람들도, 제일 꺼리는 것이 칼럼 연재라고 합니다. 대부분 쓰고 싶을 때 자유롭게 쓰는 것에 길들여지다 보니, 꼬박꼬박 마감을 지켜야 하는 연재물인 칼럼은 '숨이 차서 못 쓴다'고 손사래를 친다고들 합니다. 자그마치 50회나 되는 칼럼을 발표한 박문일 교수의 끈기와 열정에 감탄을 금치 못하는 것은 이러한 이유입니다.

 박문일 교수의 글을 통해, 문학가로서 갖춘 유려한 글 솜씨로 표현된 해박한 지식들이 주옥같이 빛나는 결정체들을 보았습니다. 욕심만으로는 쉽게 이룰 수 없는 일을 해낸 용기와 열정이 부럽기 짝이 없습니다.

다시 한번 치열한 임상가로서, 오랜 시간 대학 강단을 지켜 온 교수로서, 인정받는 수필가로서 박문일 교수가 이룩한 쾌거에 박수를 보냅니다.

수필을 사랑하는 의사들의 소박한 모임인 의사수필동인 〈박달회〉에서 여러 해 동안 서로의 글을 바꿔 읽는 즐거움을 누려 온 박 교수께 역작의 상재를 축하드리며, 모쪼록 이십여 년의 인연이 오래도록 이어져서 〈박달회〉의 토박이로 함께 기억되기를 바랍니다.

언제나 근면하고 성실한 박 교수께 건강과 행운을 빕니다.

2023년 이른 여름
전 서울특별시의사회 회장
한국의약평론가 회장, 인천원광효도요양병원장 한광석

추천사

글에는 그 사람의 체취가 담긴다고 합니다. 담백한 사람이 투명한 글을 씁니다. 유머 넘치는 사람이 재미있는 글을 씁니다. 탐욕스러운 사람의 글에는 개운치 않은 냄새가 납니다.

박문일 교수의 글은 담백하고, 겸손하며, 친절합니다.
KorMedi.com에서 1년 동안 '박문일의 생명여행'을 연재하면서 매주 원고를 기다리는 순간은 은은한 찻집에서 만나고 싶은 사람을 기다리는 때 같았습니다. 훌륭한 인품의 현자(賢者)가 웃으면서 테이블 앞에서 인사하고 앉는 순간을 기다리는 시간이었습니다.

박문일 교수의 글은 KorMedi.com의 최고 인기 칼럼으로서 연재할 때마다 네이버, 다음 등의 포털사이트에서 수많은 독자들이 '좋아요'를 클릭하며 박수를 보냈습니다. 박 교수는 연재 칼럼을 통해서 의학은 물론이고 생물학, 수학, 물리학을 오가며 다양한 정보를 젠체하지 않고 겸손하게 알려줬습니다. '생명여행'이라는 그릇 안에 산부인과 의사로서의 진료실 경험과 임산부를 위한 알짜 정보뿐 아니라 의사-환자의 관계, 의료계의 뜨거운 이슈까지 담았습니다. 매주 새뜻한 주제의 글로써 어떨 때에는 생명의 경이를 느끼게 했고, 어떨 때에는 건강한 생활을 위해 메모지를 꺼내게 만들었습니다. 희로애락이 담겨 있었지만, 과하지 않고 은은한 감정 변화를 불러일으켰습니다.

시리즈 연재 때에는 각각의 글을 음미하며 즐겼는데, 이렇게 세 파트의 주제로 묶어 책으로 나오니 전혀 다른 모습으로 승화됐습니다. '아, 박 교수님은 다 계획이 있었구나' 하는 탄성이 절로 나옵니다. 이 명칼럼이 책으로 묶여지니 50편의 몇 곱절이나 되는 시너지 효과가 생기는 듯합니다.

자연과학의 신비에 대한 호기심이 많은 분, 과학적으로 건강을 지키려는 분, 의료계 이슈에 대해 객관적이고 공정하게 보고 싶은 분에게 이 책을 권합니다. 이 책이 보다 많은 사람에게 전해져서 따뜻하고 담백한 품성이 번져가기를 아울러 빕니다. 독자들이 이 책을 덮을 때 가슴은 따뜻해지고, 입가엔 은은한 미소가 번질 것으로 믿습니다. 저자의 품성과 지성에 전염되면서 좀 더 많은 곳이 건강해졌으면 좋겠습니다, 저자의 '소박한 바람'이 실현되기를 빕니다.

KorMedi.com 대표 이성주

건강한
삶을 위한
*50*가지
이야기

Part 1

건강한 삶?
행복한 생명여행!

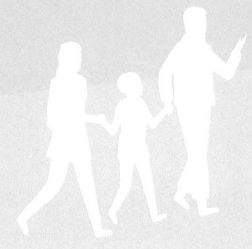

01

무생물에서 어떻게 생명이 탄생했을까?
생명의 기원

지난해 12월 미국항공우주국(NASA)에서 발사한 제임스웹 우주망원경(JWST)이 현재 지구에서 약 160만km 떨어진 '제2 라그랑주 점(L2)'까지 도달했다. 제임스웹 우주망원경은 인류가 개발한 우주망원경 중 가장 크고 강력한 웹 망원경으로 우주의 깊숙한 곳까지 고해상도로 촬영할 수 있다고 한다. 그 첫 작품이 얼마 전 인류에게 첫 공개되었는데, 이는 우주의 탄생에서부터 생명의 기원을 밝혀 줄 중요한 단서가 되리라 기대되고 있다. 속속 공개되고 있는 풀 컬러 사진들은 인류가 전에 본 적이 없는 우주의 모습을 보여주고 있는데, 이를 접한 과학계에서는 은하계 어딘가에 생명체가 존재하고 있음을 확신하면서 흥분하고 있다.

생명이 어떻게 시작되었는지에 대한 질문은 과학계에서 가장 심오한 질문 중 하나이며 많은 이론이 존재하지만 과학자들이 모두 흔쾌히 동의할 만한 대답은 아직 나오지 않고 있다. 생명의 기원을 이해하면 우주에서 우리의 위치를 파악하고 외계 생명체를 찾는 데에도 도움이 되지만, 아직도 생명의 기원에 대한 각종 학설들은 논쟁의 대상이 되고 있다.

생명기원에 대한 과학자들의 첫 번째 주장은 '원시 수프(Primordial soup)'였다. 이 이론은 지구가 젊었을 때 바다가 생명체에 중요한 단순한 화학 물질로 가득 차 있었다는 개념으로서 바닷속에서 단순세포 생명체가 자가 조립되었을 것이라는 주장이다. 이 주장에 대하여 여러 과학자들이 실험적으로 증명하는 노력을 시도하였다. 미국의 스탠리 밀러가 유리관에 4가지 간단한 화학 물질을 혼합하여 가열하고 전기 스파크로 충격을 줘 단백질의 구성 요소인 여러 아미노산을 만들었는데, 이 실험 결과의 의미는 생명의 화학 물질이 자연적으로 형성될 수 있다는 것이었다.

그러나 처음부터 생명을 만드는 것은 밀러의 실험이 제안한 것보다 훨씬 더 복잡한 것으로 판명되었다. 수십 년 동안 여러 경쟁 가설이 제안되었으며 오늘날 이 분야는 극도로 양극화되어 있다. 과학자들은 생명의 어떤 화학적 구성 요소가 먼저 왔는지, 생명의 과정 중 어떤 것이 먼저 왔는지, 지구상의 생명체가 언제 처음으로 발생했는지에 대해 모두 의견이 다른 것이다.

사실 생명의 기원이 언제인지조차 의문이다. 우리가 확실히 알고 있는 것은 지구의 나이가 45억 년이며, 가장 오래된 화석이 확인된 것은 34억 년 전이라는 것뿐이다. 여러 고생물학자들이 더 오래된 생명체의 흔적을 확인하여 그 범위를 좁히려고 시도했지만 생명시작의 시기에 대한 여러 가지 가설도 아직 논쟁 중이다.

어떤 환경에서 생명이 시작되었지, 즉 생명기원의 장소에 관해서는 많은 과학자들이 여전히 바다를 선호하지만 반드시 넓은 바다가 필요한 것은 아니다. 소수의 연구자들은 생명이 해저의 알칼리성 분출구에서 시작되었다고 생각한다. 어떤 과학자들은 생명이 육지의 연못, 아마도 미국 옐로스톤의 지열 웅덩이에서 시작되었다고 생각하는 사람들도 있고, 빙하에서 시작했다는 사람들도 있다. 심지어 어떤 소수의 과학자들은 생명체가 우주의 다른 곳에서 시작돼 지구로 옮겨졌다고 주장하기도 한다.

생명기원에 대한 가장 어려운 질문은 생명을 창조한 과정이다. 즉 생명이 시작된 메커니즘이다. 생물체에서 일어나는 많은 과정 중 어떤 현상들이 먼저 나타났는가를 밝히는 것이다.

'밀러의 실험'은 아미노산이 단순한 단백질로 조립된다는 것이었는데, 단백질은 스스로 생명체의 필수 화학 반응을 가속화하는 효소 역할도 한다. 이를 '단백질 우선 가설'이라고 하는데 한동안

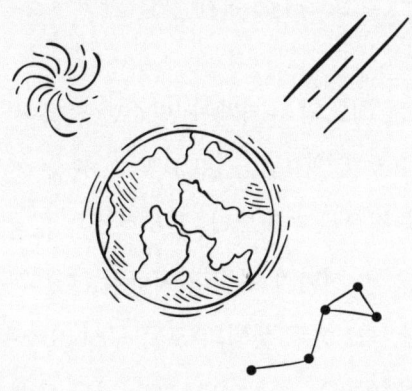

어떤 소수의 과학자들은 생명체가 우주의 다른 곳에서
시작돼 지구로 옮겨졌다고 주장하기도 한다

지지 받던 이 가설 후에 그보다 훨씬 더 대중적인 두 번째 가설이 등장하였다. 그것은 다름 아닌 'DNA 및 RNA 가설'이다. 이 주장은 생명체가 DNA 및 DNA의 가까운 사촌 격인 RNA와 함께 시작되었다는 것이다. RNA는 DNA처럼 유전자를 운반하고 복제할 수 있지만, 구조가 접히거나 변형되면서 단백질처럼 효소로 작용할 수도 있다. RNA에만 기반을 둔 유기체가 먼저 발생하고 나중에 DNA와 단백질이 발달한다는 개념이다.

세 번째 학파는 최초의 유기체가 '단순한 얼룩이나 거품'이었다는 것이다. 이 '프로토셀(Protocells)'은 그 핵심 속성에서 현대의 세포와 유사했을 것으로 추정된다. 프로토셀은 유전적으로 암호화된 여러 가지 기능의 진화가 아직 일어나지 않았다는 점에서 실제 세포와는 다르다. 즉, 향후 생명의 모든 구성 요소를 위한 컨테이너 역할을 했을 것이라는 주장이다. 2009년도 노벨생리의학을 공동 수상한 미국 하버드 대학교의 잭 조스택 교수는 이보다 발전된 프로토셀을 실험적으로 만들었는데 여기에는 자가 복제 RNA도 포함돼 있다.

마지막 가설은 생명은 환경에서 에너지를 추출하고 그 에너지를 사용해 생명 분자를 만드는 일련의 화학 대사반응(Metabolism)으로 시작됐다는 것이다. 그러나 이 '대사 우선' 아이디어조차 최근, 최초의 생명체는 해저의 알칼리 분출구 내에서

전하를 띤 양성자의 전류에 의해 구동되었다는 마이클 러셀의 가설로 대체되었다.

정리해 보면, 무생물로부터 생명이 기원했다는 것은 과학계에서 논쟁의 여지가 없다. 과학계에서는 대체로 특정한 환경에서 무기물로부터 간단한 유기물이 합성되고 이로부터 복잡한 유기물이 합성돼 이후 생명체로 발생했다는 가설을 받아들이고 있다. 즉 우리 사람들의 원초적 조상은 아무튼 무생물로부터 시작됐다는 것이다.

현재 지구상에서 생명이 어디에서 어떻게 기원되었는가에 대한 연구는 원시 지구에서 생물 이전의 화학 반응이 어떻게 생명을 탄생시켰는지에 집중되고 있다.

그동안 이런 연구에는 주로 생물학, 화학, 지구 물리학 등이 동원되었는데, 최근에는 우주 생물학, 생화학, 생물 물리학, 지구 화학, 분자 생물학, 해양학 및 고생물학 등도 이용되고 있다.

생명의 기원에 대한 연구는 오늘도 계속되고 있다. 그 노력의 일환인 제임스 웹 우주망원경(JWST)이 그 신비의 영역을 한 꺼풀 더 벗겨줄 것인지 기대가 크다.

02

코로나19, 감기처럼 풍토병으로 바뀔까?
Covid-19와 톡소프라스마

    2019년 12월 중국 우한에서 처음 신종코로나바이러스가 발생한 뒤 전 세계로 확산돼, 불과 2년 만에 세계를 휩쓸며 전 인류에게 끔찍한 고통을 주고 있다. 2022년 1월 현재, 미국에서만 확진자 5,500만 명에 사망자가 82만 명에 이르고 있으며 우리나라는 확진자 약 65만 명에 사망자는 6,000명에 이르고 있다.

    우리나라에서는 코로나19로 약칭하지만, 세계적으로 널리 쓰이는 Covid-19는 합성어이다. 이를 풀이하면 Corona의 Co, Virus의 vi, Disease(질병)의 d가 모인 것이다. 즉 Covid는 '코로나바이러스질병'을 뜻하며 19가 뒤에 붙게 된 이유는 2019년도에 발생하였기 때문에 연도 19가 추가된 것이다. 이 바이러스가 'Corona'라는 라틴어 이름(왕관, Crown을 뜻함)으로 불리게 된 이유는 둥그런 몸체 주위에 동글동글한 돌기가 붙어있는 모습이 마치 왕관

(Crown)처럼 보이기 때문이다.

코로나바이러스는 일반적인 감기를 비롯한 상기도 감염을 일으키는 주된 병원체로서, 과거에 발견되었던 독감바이러스는 물론, 메르스(MERS)와 사스(SARS)도 코로나 바이러스의 일종이다. 이 중에서도 현재 왕성하게 전파되고 있는 Covid-19가 악성인 이유는 동글동글한 돌기가 매우 끈적끈적한 점액친화성 성분으로 이뤄져 있어서 사람의 호흡기나 폐의 세포막에 붙으면 잘 떨어지지 않고 결국 세포 안으로 잘 침투하여 쉽게 증식되면서 중증폐렴으로 진행돼 생명까지 뺏기 때문이다.

인류는 이에 대항하여 여러 가지 백신을 개발하였지만 Covid-19 또한 백신을 무력화 시키는 여러 가지 변이바이러스로 발전하고 있다. 모든 생물체가 그러하듯 Covid-19도 여러 가지 변이 과정을 통하여 인류의 공격을 교묘하게 피하면서 변화무쌍하고도 강인한 생존전략을 구사하고 있다. 이제 백신이 이기느냐, 변이바이러스가 이기느냐 하는 싸움에 돌입한 것이다.

세계보건기구(WHO)는 Covid-19의 변이종들을 전염성이나 심각도에 따라 우려변이(VOC)와 관심변이(VOI)로 나누고 있는데, 우리에게 가장 잘 알려진 위협적인 우려변이종은 델타변이였다. 인류가 이 델타변이 바이러스도 잡지 못하고 전전긍긍하고 있는 차에 이번에는 오미크론(Omicron)이라는 변종바이러스의 공포에 시달리고 있는 것이다. 오미크론이 골치가 아픈 것은 돌연변이가 왕성하여 기존 백신으로는 예방이 어려울 것이라는 전문가들의 우려 때문이다.

그런데 이 오미크론은 전파력은 높으나 증상은 가벼워서 일반 감기와도 비슷한 증상을 보이는 경우들이 많다. 또한 상기도에서는 빠르게 증식하지만 상대적으로 폐 손상은 기존의 변이종보다 1/10 미만으로서 중증으로 가는 경우가 적고 따라서 사망률도 상대적으로 낮다.

그렇다면 이제 Covid-19가 2년간 인류를 괴롭히다가 이제 인류에게 휴전을 선포하는 모양새가 아닐까 하는 희망을 품어본다. 인간을 살려두어야 인간과 공생할 수 있기 때문이다. 만약 그렇다면 이제 대재앙의 코로나 시국은 서서히 막을 내릴 것이다.

톡소프라스마(Toxoplasma)라는 원충이 있다. 원충이란 단세포성의 비교적 구조가 단순한 기생충을 총칭하는 넓은 의미이며, 톡소프라스마는 고양이과 동물에게 잘 기생하는데 고양이에게는 해를 끼치지 않지만 인간에게는 해를 끼친다. Covid-19도 마찬가지이다. 박쥐에서 기원하였으나 박쥐는 해치지 않고 인간에게는 큰 해를 입히지 않는가?

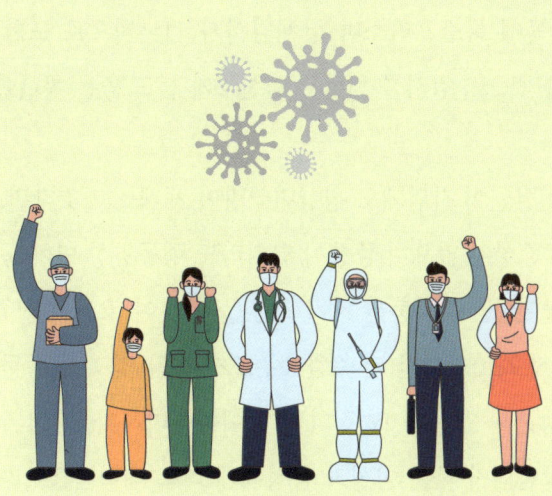

그렇다면 이제 대재앙의 코로나 시국은
서서히 막을 내릴 것이다

톡소프라스마는 고양이 배설물의 충란에 의하여 감염되는데, 특히 임신 중인 여성이 감염되면 임신 초기에 유산되거나 사산될 수 있다. 유산 시기를 지나더라도 태반을 통과하여 톡소프라스마가 수직 감염되면 뇌수종, 소두증 등 각종 태아기형의 원인이 되기도 한다. 따라서 고양이를 반려동물로 많이 키우는 미국은 임산부의 산전검사항목에 톡소프라스마 항체검사가 기본적으로 포함돼 있으며 우리나라도 이 검사를 원하는 임산부가 늘고 있는 형편이다.

다만 일반인이 감염돼도 정상면역방어 체계를 가졌다면 90% 정도에서는 증상이 없으며 증상이 있더라도 행동양상 변화 등의 가벼운 증상들이다. 이 원충은 자기 생존을 위하여 고양이를 종숙주로 하여 1차적으로 기생한 뒤 중간숙주로서 사람 및 기타 동물을 이용하면서 생존해 가는데 그 전파력이 어마어마하다. 감염된 남성과 여성은 감염되지 않은 여성과 남성에게 더욱 매력적으로 어필하여 전파력이 증가한다는 흥미로운 이론을 주장한 학자도 있다.

결국 톡소프라스마는 고양이에게는 해를 끼치지 않고 살려두면서, 그 고양이를 통하여 인간들과 공존을 모색한 결과 현재 인류의 약 1/3이 평생 중 1회 감염되는 우세종으로 진화했다. 이 원충은 드물게는 정신분열증의 원인이 되기도 한다는데 실제 정신분열증의 치료제의 일종인 할로페리돌(Haloperidol)은 이 톡소프라스마 원충을 억제하는 효과가 있다.

세계적으로 톡소프라스마의 감염률은 국가에 따라 20~70%로 집계된다고 하니, 아마도 Covid-19 변이속도를 감안하면 곧 그와 비슷한 감염률에 도달할 것으로 생각된다.

Covid-19가 인류에게 이렇게 광범위하게 퍼트려진 톡소프라스마의 전파 양상을 거울삼아 인류에게 자비를 베풀며 풍토병처럼 얌전하게 공생을 모색할 것인지, 또는 인류를 더욱 괴롭히려고 변이를 거듭할 것인지는 조물주만이 알 것이다. 그러나 조물주가 모든 생물이 공생하는 '자연의 법칙'을 흩뜨리는 것을 원할까? 그렇지는 않을 것이라는 게 '희망 어린 예측'만은 아닐 텐데….

(2022/01/09)

03

여성은 DNA가 남성보다 많으니 우월?
생물학적 관점에서 페미니즘

　우리 사회에서 최근 페미니즘이니 안티페미니즘이니 하는 단어들이 언론에 자주 등장한다. '여성주의'라는 우리말도 있는데 굳이 페미니즘(Feminism)이라는 영어를 더 많이 사용하는 이유는 모르겠다. 아무튼 전통적 페미니즘은 남녀의 권리는 동등하다는 개념의 '남녀동권주의'라고도 불릴 수 있겠다. 즉 여성의 성별로 인해 발생하는 정치·경제·사회 문화적 차별을 없애야 한다는 견해이다. 최근에는 '동권주의'를 넘어서 '여성우월주의'가 등장했고, 페미니즘을 부정하는 안티페미니즘도 등장해 꾸준히 사회적 이슈가 되고 있는 것 같다. 의학자로서 이 이슈를 한번 중립적인 시각으로 바라보고 싶다.

　남성과 여성은 각각의 성으로 구별되는데 영어로는 'Sex'다. 그런데 외국에서는 성을 표현하는 단어에 Sex와 함께 젠더

(Gender)가 있다. '생물학적인 성'은 섹스, '사회 문화적 성'을 젠더라고 한다. 즉 외국에서는 성이 두 가지 개념으로 표현되며, 따라서 페미니즘 이슈에서는 항상 이 두 가지 성의 개념이 모두 등장하는 것이다. 그런데 우리나라 언어에는 젠더를 표현할 만한 단어가 아예 없다. 즉, '생물학적인 성(Sex)'만 있었을 뿐이고 Gender는 영어 발음 그대로 젠더로 읽힌다. 그러니 우리나라에서의 페미니즘-안티페미니즘 논쟁이 더욱 꼬이는 것인지도 모르겠다.

중립적인 시각에서의 페미니즘은 생물학적 관점에서 보는 것이 아마도 가장 객관적이고도 과학적인 접근으로 생각된다. 남성의 정자와 여성의 난자가 만나 수정란을 만들고, 어머니의 자궁에서 자라 인간으로 태어나는 과정에는 페미니즘도 안티페미니즘도 없기 때문이다. 인간은 수정 순간에 남성 또는 여성으로 결정된다. 남성의 정자는 여성과 달리 두 종류인데, 이는 성염색체로 구분이 된다. 즉 정자는 각각 X 또는 Y 성염색체를 가진 두 종류가 있는데 여성의 난자는 X 성 염색체만을 갖고 있다. 따라서 여성 난자가 성염색체 X를 가진 정자와 만나면 여아(XX)가 되고, Y 정자와 만나 수정되면 남아(XY)가 되는 것이다.

생물학적 페미니스트가 있는지는 몰라도, 일부 생물학자들이 남성이 더 우월한가 또는 여성이 더 우월한가라는 유치한 논쟁을 한 적이 있다. 유치하다고 표현한 것은 우월성의 판단에서는 수많은 관점이 있으므로 원초적으로 남녀 우월성의 판단은 불가능하기 때문이다.

아무튼 일부 생물학자들은 여성이 더 우월하다고 결론냈다. 남성과 여성의 모든 세포에 포함돼 있는 DNA의 양을 근거로 들었다. 즉, 유전자의 양이 어느 쪽이 많은지를 분석해 보았던 것이다. 과학자들은 정자를 형광색소와 함께 식염수에 담근 뒤 레이저를 쏘아주면 DNA를 많이 가지고 있는 정자세포가 더 많은 빛을 내서 X 및 Y 성염색체의 구분이 가능하다는 것을 알아냈다. 이런 분별방법은 바로, X염색체를 가진 정자가 Y염색체를 가진 정자보다 DNA를 많이 갖고 있다는 사실에서 개발되기 시작한 것이다. 사실 염색체의 크기만 비교해도 X염색체가 Y염색체 보다 월등히 크다. 크다고 해서 우월한 것은 아니지만 소위 게놈(Genome) 프로젝트에 의하여 X염색체는 Y염색체보다 더욱 복잡하고 많은 DNA 염기서열을 가지고 있음이 밝혀진 것이다.

DNA에는 다양한 유전암호와 유전형질의 정보들이 들어있다. 여성의 XX 성염색체에는 남성의 XY 성염색체보다 유전 정보량이 많다는 것은 부인할 수 없는 과학적 결론이다. 생물학적 페미니스트들은 이런 이유로 여성이 우월하다고 주장한다. 그러나 DNA 함량이 많다고 해서 꼭 우월하다고 볼 수 있는 것은 아니지 않는가. 식물의 DNA가 동물보다 많다고 해서 식물이 우월하다고 단정할 수는 없는 것과 마찬가지 아닐까?

　필자 생각에는 아마도 조물주가 남성보다 더욱 복잡한 여성의 특성을 생각하여 미리 선물을 준 것이 아닐까 한다. 특히 복잡하기 그지없는 생식과 임신의 과정에서 보면 더욱 그렇다. 임신 10개월이라는 과정을 수행하기 위해서도 여성은 남성보다 복잡한 정보가 필요하며 태어난 아기를 키우기 위한 유선(乳腺) 발달 등 각종 복잡한 내분비계의 작용들을 총지휘하기 위해서도 더욱 복잡하고도 정교한 정보들이 필요할 것이다.

　노벨평화상을 수상한 미국의 D. 루스벨트 대통령이 다음과 같은 말을 한 적이 있다고 한다.
　"우리 세대의 가장 중요한 책무는 우리 국가 과업을 이어나갈 다음 세대를 훌륭하게 기르는 일입니다. 따라서 어린이를, 특히 여아를 보호해야 합니다."

　루스벨트 대통령이 꼭 짚어 특히 여아를 더 보호해야 한다고 한 것은 다름 아닌 모성건강의 중요성을 강조한 것이다.

　인류를 어떻게 두 부류로 나누어 한쪽이 우월하다고 할 수 있겠는가? 또한 생물학적 여성 우월론은 사실 페미니즘과도 관계가 없다. 필자의 성향을 자체 분석한다면 평생 여성만을 진료해 온 산부인과 의사로서 남들이 보기에는 어쭙잖은 페미니스트에 속할지는 모르겠지만, 생산성 없는 소모적 페미니즘 논쟁은 그만 보았으면 좋겠다. 그저 필자가 한마디 거든다면 '남성이든 여성이든 모든 인류는 여성이 낳는다'는 것이다. 인류의 시대를 지속하고 싶다면 우리가 쉽게 잊고 있는 이 사실만으로도 모든 여성은 생물학적 관점에서 더욱 보호되고 존중받았으면 좋겠다.

04

금연, 운동…
새해 결심 '작심삼일'로 끝났다면…
비교적 성공한 삶을 위해

    필자의 대학병원 근무 시절에 지도학생이었던 A군은 현재 모 의과대학의 산부인과 교수로서 성공적인 삶을 살고 있다. 진료영역은 물론, 교육, 연구실적까지 뛰어나 해당 대학의 보배교수이다. 연초에 A군이 생각나는 것은 그의 학창 시절의 남다른 재능이 생각나서다. 여기에서의 재능이란 뛰어난 두뇌를 말하는 것이 아니고 그의 삶에 대한 유연한 계획과 실천 습관이었다.
    학창 시절부터 그는 다른 학생들과는 조금 다른 삶의 계획을 세우고 있었다. 처음부터 의대교수가 목표가 아니었고, 그의 당시 목표는 그럭저럭 의대를 졸업하는 것이었다. 어느 날 의사가 된 뒤 여러 가지 진로 중에서 무엇을 할 예정이냐고 물으니, 그는 '아직 그런 계획까지는 없다'고 대답했다. 그의 실천 계획을 들어보면 소위 의대에 합격한 수재학생들의 거창하고 장대한 계획들과는 거리가 멀었다. 그런데 어떻게 그는 의과대학의 교수가 되었으며 교수중에서도 뛰어난 실력을 자랑하고 있을까. 답은 그의 헐렁헐렁한 실천 계획과 결코 높지 않았던 목표에 있었을 것이다.

연초가 되면 거창한 목표부터 세우는 사람들이 많다. 그 목표를 위해서는 역시 장시간의 길고 큰 계획이 필요하다. 목표가 크다 보니 빈틈없는 빡빡한 계획이 필요하고, 그 계획들을 실행에 옮기기에 어려움이 생기기 시작한다. 하루라도 계획대로 안 되면 할 일이 쌓이게 되고 이윽고 포기하기 마련이다. 소위 '작심3일'이 되는 것이다. 그렇다면 어떻게 해야 할까.

A군의 목표는 거창한 것이 아니었다. 그저 다음 주의 퀴즈나 시험을 낙제점수 이상으로만 간당간당 통과하는 것이었다. 그러므로 계획이 커야 할 이유도 없고 비슷한 다른 학생들과 함께 보조를 맞추며 낙오하지만 않으면 되는 것이었다. 다음 학년으로 진급하는 시험에서 재시험도 자주 보게 되었지만 아슬아슬하게 항상 통과했던 그는 결코 낙방하는 법이 없었다.

큰 목표를 세우지 않으면 계획도 작아진다. 계획을 완수하기 위한 기간도 자연히 짧아지므로 그리 힘들지도 않다. 작은 계획이라도 성공하면 스스로 칭찬하고 자신에게 상을 준다. 휴식이라든지 1박2일 여행을 하면서 성취감을 맛보는 것도 좋은 방법이다. 스스로를 칭찬하면 끊임없는 동기부여가 된다.

또한 목표와 계획을 혼동하면 안 된다. 작은 여러 가지 계획들의 성공 후에 목표가 이루어지는 것이다. 목표와 계획을 혼동하면, 첫 숟가락에 배부르지 않다고 실망하게 된다.

작은 계획이 완수되면 남들에게 완수되었음을 선언해 보라. 선언하게 되면 다음 계획도 돌파할 의지가 생긴다. 혼자 하지 말고 같은 목표를 가진 주위 사람들의 도움을 받는 것도 좋은 방법이다. 주기적으로 서로를 챙겨줄 수 있거나 조언해 줄 사람이 필요하다. A군의 스터디 그룹에서도 뛰어난 학생은 없었지만 모두 서로를 격려하며 그런대로 겨우겨우 진급을 이어나갔다.

긍정심리학의 창시자 마틴 셀리그먼과 로이 바우마이스터 플로리다 주리배 심리학과 교수 등이 지은 《호모 프로스펙투스(Homo Prospectus)》라는 책이 있다. 저자들은 책에서 전망할 수 있는 인간의 능력을 다룬다. 동물 가운데 향후를 위하여 계획을 세우거나 전망할 수 있는 능력을 가진 것은 인간밖에 없다고 하였다. 조물주가 사람들에게 이러한 능력을 부여하였음에도 불구하고 연초에 계획조차 세우지 않는 사람들이 수두룩하다. 그러니 일단 무언가 하려고 목표를 설정한 사람들은 작심3일이 되더라도 그 목표를 위한 계획을 세워 보았다는 것에 만족해도 좋을 것이다. 목표 달성에 성공하는 것은 여러 번의 재시도 뒤의 일로 미루어도 좋다.

세계적인 부호 워렌 버핏은 성공을 절대적 성공과 비교적 성공으로 설명한다. '완전한 성공'은 운이며, '비교적인 성공'은 노력의 결과라고 하였다(Complete success is luck, relative success is hard work). 즉 완전한 성공은 복권 당첨처럼 드문 것이며 비교적 성공이라도 참으로 힘든 일을 해내었다는 것이다.

새해 첫날부터 1년 목표를 크게 써서 책상 앞에 붙여놓은 사람들이 많을 것이다. 목표 달성을 위해 구체적인 계획들을 꼼꼼하게 적어둔 사람들도 있을 것이다. 그러나 몇 주 지난 현재 실행률이 떨어지다 보니 지레 실망해 벌써 목표를 포기한 사람들도 늘어날 것이다. "아이고, 또 작심3일이구나" 하면서 실망하지 않아도 된다. 당신은 목표를 책상 앞에 써 붙이지도 않고, 아무런 계획조차 세우지 않는 사람들, 즉 작심조차 시도하지 않은 사람들보다는 나은 것이다.

목표를 약간 낮추어 다시 한번 작심하면 된다. '완전한 성공'에 달성하지 못하여 '비교적 성공'이 될지라도 당신은 일단 목표달성을 위한 성공의 길로 접어든 것이다. '비교적' 성공에 만족하면 된다. 그러면 당신의 삶은 '비교적' 성공한 삶이 될 것이다.

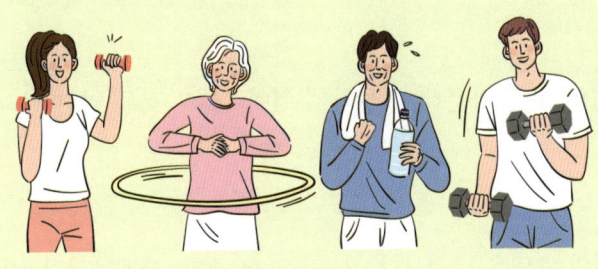

'완전한 성공'에 달성하지 못하여 '비교적 성공'이 될지라도
당신은 일단 목표달성을 위한 성공의 길로 접어든 것이다

05

남녀 수명 차이가 줄어드는 이유는?
남녀 기대수명의 변화

　남녀의 수명 가운데 여성의 수명이 더 긴 것은 익히 알려진 사실이다.

　여성의 수명은 남성보다 평균 8% 더 길다. 세계보건기구(WHO)의 《세계인구통계지표》 2016년도 보고서에 따르면, 2015년에 태어난 아이의 평균 기대수명은 71.4세다. 남자아이는 69.1세, 여자아이는 73.8세다. 4.7년 차이다. 우리나라에서는 남자 78.8세, 여자 85.5세로 여성이 6.7년 더 길었다. 1985년 남녀의 수명 차이는 8.6세였으니 2년 정도 격차가 줄어들었다. 통계청 《2020년 생명표》에 따르면 남녀의 기대수명은 각각 80.5세 및 86.5세로 약간 상승했다. 그런데 그 차이는 6세 차이로 다시 줄어들었다. 필자는 이렇게 차이가 줄어드는 경향에 큰 의미를 두고 싶다.

그런데 '왜 여성이 더 오래 살까?'라는 질문을 던지면 의사들조차 바른 대답을 하지 못하는 경우가 많다. 다음과 같은 다양한 원인이 있기 때문이다. 우선 남녀의 탄생 순간에서부터 살펴보면 출생 후 유아 시절까지 남아보다 여아의 생존율이 높다. 이런 사실은 일단 여성의 기대수명을 높게 만드는 주요 원인이 된다.

그다음은 여성 성염색체 X와 관련된 설이다. 덴마크의 카레 크리스텐센(Kaare Christensen) 박사는 영국의 과학전문지 《뉴사이언티스트》에 발표한 연구보고서에서 여자가 남자보다 오래 사는 이유는, 여성은 X염색체가 두 개 있어서 둘 중 수명 연장에 유리한 하나를 선택할 수 있는 반면에 남자는 X염색체가 하나뿐으로 선택의 여지가 없기 때문이라고 주장했다.

남녀의 사회적 및 행동적 차이가 여성을 더 오래 살게 한다는 이론도 있다. 미국 CDC(질병통제예방센터)에 따르면 남성들이 흡연, 음주 및 건강에 해로운 식습관과 같은 위험한 행동을 여성보다 많이 하기 때문이라는 결과를 내놓았다. 또한, 어떤 질환이 진단되면 남성이 여성보다 의사의 조언을 덜 따른다고 하며, 남성은 생명을 위협하는 위험을 감수하고 난폭한 자동차 운전, 싸움 또는 총격전으로 사망할 가능성이 더 크다고 했다.

최근 코로나19 사태도 남녀의 행동적 차이의 결과를 시사해 준다.

미국의 조사에 따르면 코로나19에 감염된 환자 중 남성 사망률이 여성보다 높았다. 뉴욕타임스 2022년 1월 19일 자 기사로 하버드 대학의 젠더사이(GenderSci) 연구소 사라 리처드슨 소장의 연구 결과를 소개하고 있는데, 발병 초기 남성 사망률이 확연히 높았다. 연구진은 남녀 간 사회적 및 행동적 차이 때문이라고 설명했다. 예를 들어, 남성은 운송, 공장, 농업 및 건설 분야 현장에서 직업을 가질 가능성이 더 높으므로 코로나19에 노출될 위험은 크지만, 여성보다 손 씻기, 마스크 착용, 사회적 거리두기 등을 잘 준수하지 않아 감염위험이 더 커진다. 백신도 여성보다 덜 접종 받는다. 이후 남성들에 대한 이러한 요인들이 해결되면서 사망률 격차는 줄어들었다고 한다. 우리나라에서도 이러한 요인들을 조사해 볼 만 하겠다.

생물학적으로 남성호르몬과 여성호르몬 차이가 그 원인이라는 주장도 있다. 남성호르몬인 테스토스테론은 나이가 들어감에 따라 면역 체계의 감소와 심혈관 질환의 위험을 증가시킨다. 또한, 남성은 내장 주변에 더 많은 지방이 있는 '내장비만' 경향이 있는 반면에, 여성은 피부 바로 아래에 더 많은 지방을 가지는 '피하비만' 경향이 많다. 이는 남성호르몬인 '테스토스테론'과 여성호르몬인 '에스트로겐'의 작용 결과인데 내장비만은 피하비만보다 심혈관 질환을 훨씬 더 많이 일으키기 때문에 남성의 수명을 줄이는 역할을 한다는 것이다.

남성호르몬이 수명에 끼치는 영향에 대하여 우리나라의 흥미로운 연구 결과도 있다. 인하대 의대 민경진 교수, 국사편찬위원회 박한남 박사 등이 조선시대 환관 족보인 《양세계보》의 자료를 토대로 분석한 결과, 고환이 제거된 환관이 동시대의 양반보다 15년 이상을 더 살았다는 사실을 알아냈다. 16세기 중반에서 19세기 중반까지 왕들의 수명은 평균 47세였으며, 양반가 남성들은 평균 51~56세였던 반면 환관들(81명)의 평균 수명은 70세였다.

또 한 가지 흥미로운 사실은 전 세계적으로 여성의 수명이 높은 것은 사실이지만, 여성은 일생 동안 남성보다 질환 발생률, 의사 방문율 및 입원 비율이 더 높다는 사실이다. 즉, 역설적으로 여성은 수명이 길기는 하지만, 남성보다 전반적인 신체 질환 발병률은 높은 것이다. 따라서 여성수명이 긴 것은 어느 나이에든 질환에 노출된 경우 남성보다 더욱 강인하기 때문이라는 이론으로 연결된다. 그 이유로 현재 많이 지지되고 있는 가설은 여성의 '산화(Oxidative) 스트레스'가 남성의 그것보다 낮다는 것인데 물론 향후 더 연구돼야 할 것이다.

위와 같이 여성의 성염색체, 사회적 및 행동적 차이, 생물학적 및 호르몬 요인 등 다양한 요인이 여성수명 연장에 기여한다는 것은 많이 밝혀진 사실이다. 그러나 역으로 생각하면 원인들이 많다는 것은 정확한 원인 규명을 더 어렵게 하는 것이다. 다양한 각 요소들의 상대적 기여도가 얼마나 강한지도 아직 정확히 파악되지 않았다. 또한, 생물학적 성차이가 사회의 문화적 영향, 남녀의 행동적 차이와 어떻게 상호 작용하는지에 대한 연구 결과도 미진하다.

의사들이 여성수명이 왜 높은가에 대한 정확한 답을 내놓지 못하는 이유는, 조건에 따라 남성의 수명이 크게 바뀌는 사례가 속속 나타나는 것과 관계가 있을 것이다. 만약, 남성에서의 생물학적 호르몬 차이를 보상하고, 미국의 코로나19 팬데믹 후기 관리처럼 남녀의 사회, 행동적 차이를 교정하면 사망률 차이는 근접해질 수도 있다는 것이 그 이유가 될 수도 있겠다.

길게 보면 남성과 여성의 수명 차이도 더 좁혀질 수 있다고 기대해 볼 수 있지 않을까. 실제로 우리나라 남녀의 수명 차이가 계속 줄어들고 있는 통계 수치도 남성들의 희망적인 기대에 보탬이 되었으면 좋겠다.

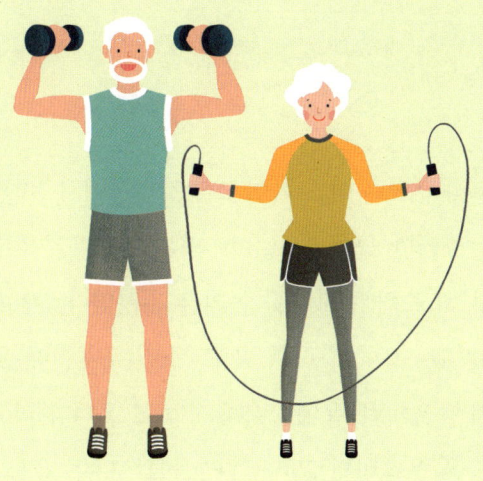

우리나라 남녀의 수명 차이가 계속 줄어들고 있는 통계 수치도
남성들의 희망적인 기대에 보탬이 되었으면 좋겠다

06

눈물은 '건강의 묘약', 맘껏 울어라
'인간의 발명품' 눈물의 신비

임산부를 대상으로 어느 육아교실 강연장에서 "저는 갓 태어난 아기가 우는소리만 들어도 모유를 먹는지 조제분유를 먹는지 알 수 있습니다"라고 하니 모두들 놀라는 눈치였다. "엄마 젖을 먹는 아기들은 '응에~ 응에~' 하며 울고, 소젖(조제분유)을 먹는 아기들은 송아지 울음처럼 '음메~ 음메~' 하고 웁니다"라고 하니 순식간에 강연장은 웃음바다로 바뀐다. 물론 모유수유를 강조하느라 필자가 꾸민 농담이다.

하여튼 갓 태어난 아기는 울게 돼있다. 엄마 자궁 속 태아의 폐에는 양수가 가득하다. 태어난 직후 폐에서 양수가 배출되고, 첫 울음 때 공기가 폐로 들어가 아기는 비로소 숨을 쉴 수 있게 된다. 따라서 태어난 아기가 잘 울지 않으면 산부인과 의사들은 등을 조금 자극하거나 엉덩이를 두드리며 호흡을 자극해 본다. 대부분의 건강한 아기들은 작은 자극에도 곧 울음을 터트린다.

이와 같이 인간은 태어날 때부터 운다, 우선 울어야 살 수 있기 때문이다. 생리학적으로 눈 위에 있는 작은 아몬드 모양의 눈물샘에서 분비되는 눈물은 눈의 이물질과 기타 자극 물질을 제거해 준다. 또한 눈을 촉촉하게 해 결막과 각막을 보호해 주며 감염방지 역할도 한다는 것이 잘 알려져 있다. 그러나 우리는 눈물의 의미나 과학에 대해서는 별로 생각해 본 적이 없는 것 같다. 눈물에는 상황마다 다양한 의미가 있으며 정교한 과학적 배경이 자리 잡고 있다.

사람들은 기원전 1500년경부터 눈물이 어디서 왔는지, 왜 인간이 눈물을 흘리는지에 대해 추측해 왔다. 몇 세기 동안 사람들은 눈물이 심장에서 시작된다고 생각했다. 구약성서에서는 눈물을 심장의 물질이 약해져서 물로 변할 때 생기는 부산물로 묘사하고 있다. 히포크라테스 시대에는 마음이 눈물의 원인이라고 생각되었다. 1600년대에 이르러 생긴 이론은 감정, 특히 사랑이 심장을 뜨겁게 하여 스스로 식히기 위해 수증기를 발생시킨다는 것이었다. 심장의 증기는 머리 위로 올라가 눈 근처에 응축돼 눈물로 빠져나가는 줄 알았던 것이다. 마침내 1662년 덴마크의 과학자 닐스 스텐센(Niels Stensen)이 눈물의 근원이 눈물샘임을 발견하면서 눈물은 단순히 눈을 촉촉하게 유지하는 방법으로 이해되기 시작했다.

눈물에는 의학적으로 세 종류가 있다. 이물질이 눈에 들어가거나 눈병에 걸렸을 때 나오는 눈물은 '반사성 눈물'이라고 한다. 슬플 때 나오는 감정과 관련된 눈물은 '감정적 눈물'이라고 한다. 위 두 가지와 관계없이 평상시 자신도 모르게 늘 나오면서 눈을 보호해 주는 눈물은 '기본 눈물'이라고 한다.

감정적 눈물에 대한 관심을 가진 대표적인 학자는 찰스 다윈(Charles Darwin)이었다. 그는 자신의 진화론에 관한 세 번째 저서인 《인간과 동물의 감정표현》(1872)에서 정서적 삶의 생물학적 측면을 다루었는데 '눈물이 자동적으로 다른 사람의 공감과 연민을 불러일으키게 된 것은 진화적으로 어느 시점이었을 것이다'라고 하면서도 감정적 눈물을 '목적 없는 것'이라고 선언했다. 그로부터 150년이 지난 후에도 감정적인 울음은 인간의 신체에 대한 가장 혼란스러운 미스터리 중 하나로 남아 있다.

인간은 감정 때문에 우는 유일한 종이다. 일부 다른 종은 고통이나 자극의 결과로 반사적으로 눈물을 흘리지만 인간은 감정에 의해 눈물이 촉발될 수 있는 유일한 생물인 것이다. 정신적 눈물이라고도 하는 감정적 눈물은 슬퍼서 울 때만 나오는 것이 아니다. 기쁠 때, 안도할 때, 화가 났을 때, 놀랐을 때도 눈물이 나온다. 아기의 눈물과 울음은 부모에게 도움이 필요하다는 것을 알리는 것이다. 성인에서도 감정적 눈물은 인간이 서로 의사소통하고 사회적으로 유대감을 갖도록 도와준다. 때로는 눈물 그 자체가 슬픔

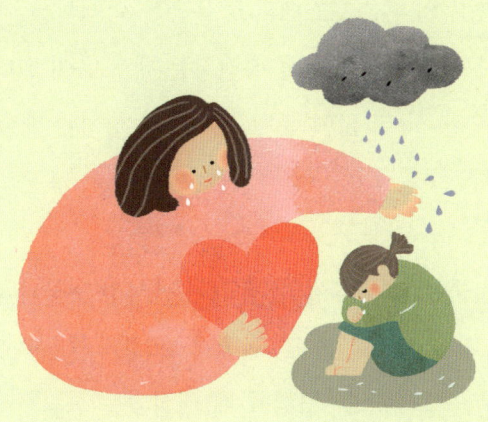

감정적 눈물은 슬퍼서 울 때만 나오는 것이 아니다
아기의 눈물과 울음은 부모에게 도움이
필요하다는 것을 알리는 것이다

으로서 다른 사람들의 정서적 관심을 더 받게 만드는 것이다. 그러나 슬프다고 해서 하염없이 울고만 있으면 안 된다. 눈물로 씻기지 않는 슬픔은 몸까지 울게 만들 수 있다.

사람이 눈물을 흘리는 특성에 대한 여러 연구 결과들이 있다. 우선 여자는 남자보다 더 자주 운다. 그 이유는 호르몬 때문으로 추정된다. 남성의 테스토스테론은 울음을 억제하는 반면, 여성에게 더 많은 프로락틴은 울음을 촉진하는 데 도움이 된다. 프로락틴은 임신과 수유 시 더 많이 분비돼 모유의 생성과 배출을 돕는 호르몬이다.

감정적 눈물은 양파를 썰 때 흘리는 반사성 눈물과 화학적 구성이 다르다. 지질·대사산물 및 전해질, 프로락틴을 비롯한 단백질 기반 호르몬, 스트레스를 경험할 때 생성되는 신경전달물질인 '류신 엔케팔린(leucine enkephalin)'이 더 많이 함유돼 있다. 이 물질은 통증을 약화시키는 천연진통제이다. 울면서 슬픔의 고통이 경감되는 것이다. 울고 나면 기분이 좋아지는 원인이 되기도 한다. 이런 눈물은 높은 단백질 함량 때문에 점성이 높아 피부에 더 강하게 달라붙고 얼굴을 더 천천히 흘러내려 다른 사람들에게 슬픈 얼굴이 더 강조되게 보이게 한다.

사실 감정적으로 울 수 있고, 그것에 반응할 수 있다는 것은 인간으로서 매우 중요한 부분이다. 미국 사우스 플로리다(South Florida) 대학 심리학과 조나단 로텐버그(Jonathan Rottenberg) 교수는 '울음은 자신과 다른 사람들에게 적어도 일시적으로 대처할 수 없는 중요한 문제가 있다는 신호'라고 정의했다. 눈물은 또한 우리가 취약하다는 것을 다른 사람들에게 보여주는 것으로서, 취약성은 심리학적으로 인간관계에 매우 중요하다고도 했다. 감정적으로 우는 것은 서로 관계를 형성하면서 정서적 지원을 제공하는 데 도움이 된다. 반면에 울지 않는 사람들은 사회적으로 소통이 덜 된다는 연구들이 있다. 독일 카셀(Kassel) 대학 심리학과 코드 베네케(Cord Benecke) 교수는 120명을 심층 인터뷰한 결과, 울지 않는 사람들은 더 많이 위축되고 사회적 외톨이가 될 수 있으며 분노, 혐오감, 공격적 감정을 더 많이 느낀다고 했다.

공중화장실의 남성소변기 벽에 흔히 붙어있는 글귀가 있다.
「한 걸음만 더 가까이. 남자가 흘리지 말아야 할 것은 눈물만이 아닙니다.」
이는 소변을 바닥에 흘리지 말라는 것인데, 애꿎게 모든 남성들에게 눈물까지 흘리지 말라고 강요하고 있다. 남성들이 어릴 때부터 들어온 '남자는 울면 바보?', 천만의 말씀이다. 격렬한 시합 끝에 올림픽 시상대에 올라가 국기를 바라보며 눈물을 흘리는 챔피언의 눈물은 바보의 눈물이 아니다.

'흐르는 눈물은 괴롭지만 이보다 더 괴로운 것은 흐르지 않는 눈물이다'라는 아일랜드 속담이 있다. 눈물을 참는 습관은 좋은 것이 아니다. 오히려 감정에 역행하는 것이다. 눈물은 자신이 약해졌다는 신호가 아니다. 눈물을 필요한 것으로 받아들일 때 그것은 자신 건강의 묘약이 된다.

07

건강 위해 꼭 알아야 할 수치 7개는?
임산부 중심 필수 건강수치

나만의 생각일까? 우리나라 사람들은 자신의 건강을 나타내는 수치에 그리 민감하지 않은 것 같다. 필자는 미국과 영국의 대학병원에서 각각 방문교수를 하면서 의사와 환자의 진료행태를 살펴볼 기회가 있었다. 우선 그곳 의사들은 예약된 환자를 진료하기 전에 그 환자가 이전에 시행하였던 각종 검사수치를 충분한 시간을 가지고 꼼꼼하게 살펴본다. 영상자료가 있다면 그 영상을 판독한 의사에게 직접 전화해 영상에 대해 의견을 나눈 뒤 진료실에서 환자를 만난다.

지금은 우리나라의 많은 의사들도 마찬가지이지만, 당시 외국 의사들이 진료 전에 훨씬 더 많은 시간을 투자할 수 있는 의료환경이 무척 부러웠다. 그런데 더욱 비교되는 것은 외국환자들의 행태였다. 환자들도 자신의 의료기록에 포함된 각종 검사수치를 꼼꼼히 적어와서 의사와 상담하고 있었다. 자신이 그 수치에 대하여 공부를 하고 얻은 지식을 동원하여 의사와 스스럼없이 대화를 나눈다. 그러니 의사와 환자 간에 검사수치에 대한 이해가 높아지고, 결국 해당 질환에 대한 이해도가 높아져 치료 과정도 보다 수월하게 진행됨을 쉽게 짐작할 수 있다.

필자는 산부인과 의사이므로 임산부의 체중수치에 관심이 많다. 비만여성은 필히 비만을 교정하고 임신을 시도해야 한다는 것은 필자가 평생 주장하는 사항이다. 간단히 설명하면 우선 비만여성은 임신 자체가 잘 되지 않는다. 난임을 잘 발생시키는 다낭성난소질환도 잘생긴다. 체중만 줄여도 다낭성 난소질환은 50% 이상 자연치유가 된다. 그런데 체중조절 노력보다는 손쉽게 난임클리닉을 방문해 시험관 임신을 비롯한 보조생식술에 의존하는 비만여성들이 많다. 그 결과 쌍둥이 임신이 늘어난다. 비만 임산부들은 아기를 하나만 가져도 유산 및 조산율이 높다. 그런데 아기가 둘이라면 조산율은 더욱 높아질 수밖에 없지 않겠는가. 결국 조산을 하는 비만 임산부들에게 다음 임신에서는 필히 정상체중을 만들고 자연임신을 시도하라고 신신당부를 하고 돌려보내는 현실이 아직도 계속되고 있다.

임신 전 적절한 체질량지수(Body Mass Index, BMI)를 알려주면 처음 들어본다는 식으로 아직도 눈을 동그랗게 뜨고 필자를 쳐다보는 여성이 많다. 본인의 체중은 알아도 체질량지수가 얼마냐고 물어보면 선뜻 대답을 하지 못하는 것이다. 사람에게 있어서 가장 중요하고도 기본적인 건강수치인 체질량지수에 대한 관심이 없는 사람들이 아직도 많다.

그러니 나머지 건강수치들에 대한 관심은 어떨까. 임산부들 뿐만 아니라 우리가 평생 건강하게 잘 살기 위하여 꼭 필요한 자신의 건강수치들에 대하여 알아야 한다. 그래야 가능한 오랫동안 최상의 삶의 질을 유지할 수 있을 것이다. 아래에 우리 모두에게 필요한 가장 중요한 7가지 건강수치를 살펴보고 왜 이 수치를 계속 확인해야 하는지 요약해 보기로 한다.

1. 키, 체중 및 체질량지수(BMI) 수치

가장 일반적인 건강수치이다. 욕실 체중계만 있으면 BMI를 계산할 수 있다. 체질량 지수(BMI)는 사람의 체중(kg)을 키(m)의 제곱으로 나눈 수치이다. BMI는 저체중, 정상체중, 과체중 및 비만과 같은 체중 범주에 대한 가장 저렴하고 쉬운 선별 방법이 된다. 일반적으로 19~25가 건강한 수치이다.

BMI는 만성질환에 대한 위험도 평가에도 이용할 수 있다. 간단히 설명하면 낮거나 높은 BMI는 최적의 건강 상태가 아닐 수 있다는 신호이다. BMI는 운동선수와 보디빌더의 체지방을 과대평가하고 노인의 체지방을 과소평가할 수는 있다. 그러니 의사와 만날 때 꼭 이 기본수치만이라도 알고 건강상담을 받기를 권한다.

2. 혈압

혈압은 심장이 수축하고 이완할 때 혈관 벽에 부딪히는 혈액의 힘을 측정하는 것이다. 수축기 및 이완기 혈압은 120/80mmHg이 정상수치이다. 수축기 혈압은 최고 수치로서 심장이 신체의 나머지 부분으로 혈액을 펌프질하기 위해 압박할 때의 압력이 측정되는 것이다. 이완기 혈압은 가장 낮은 수치로서 심장이 이완되어 혈액이 심장으로 다시 들어갈 때의 혈관 압력수치이다. 혈압이 너무 높게 측정되면서 관리나 치료 없이 오랫동안 그 상태를 유지한다면 혈관에도 악영향을 미치는 것은 자명한 결과이다. 그러니 가정에도 필히 혈압계를 비치해서 온 가족의 건강을 지키기를 권한다.

혈압은 환경과 스트레스에 의해서도 자주 변하므로 일시적으로 높은 수치에 대해서는 너무 걱정할 필요는 없다. 다만 수치가 오랫동안 계속 높으면 의사와 상담해야 한다. 특히 임산부에서는 임신의 시작에서부터 출산할 때까지 면밀하게 혈압의 변화를 살펴서 임신중독증의 발생을 낮추는 노력을 하여야 한다.

3. 공복혈당수치

공복혈당은 최소 8시간 동안 식사를 하지 않은 뒤 혈액에 얼마나 많은 당이 있는지 측정하는 것이다. 일반적으로 100mg/dL 이하가 정상 수치이다. 혈당은 하루 종일 변하지만 이론상 금식

후에는 상당히 낮아야 한다. 이 수치가 높으면 우리 몸이 혈당수치를 조절하는 데 문제가 있다는 신호이며, 이 때문에 당뇨병 전단계 및 제2형 당뇨병의 위험이 더 높아질 수 있다. 임산부라면 외국에서 임신 중 태아사망의 많은 원인이 임신성당뇨라는 사실을 알고 있어야 한다.

4. 콜레스테롤은 다음 세 가지 수치에 대하여 관심을 갖자

LDL 콜레스테롤은 '나쁜' 콜레스테롤로도 알려져 있다. LDL이 너무 많으면 혈관을 막을 수 있는 왁스 같은 침전물인 플라크가 형성될 수 있기 때문이다. 이 때문에 LDL 콜레스테롤이 높으면 심장병에 걸릴 위험이 높아진다. 일반적으로 129mg/dL 이하가 정상 수치이다.

HDL 콜레스테롤은 '좋은' 콜레스테롤이라고 한다. 그 역할은 과도한 LDL을 간으로 다시 운반하여 처리 및 제거할 수 있도록 하는 것이다. 이 때문에 HDL 수치가 낮을수록 심장병 위험이 높아진다. 일반적으로 60mg/dL 이상이 되어야 좋다.

총 콜레스테롤은 LDL과 HDL 콜레스테롤수치를 합한 수치이다. 높은 수치는 심장질환의 위험이 증가한다는 신호이지만 LDL과 HDL 콜레스테롤로 각각 분리하여 해석되는 것이 더욱 바람직하다.

5. 허리둘레

허리둘레는 특히 배꼽 바로 위에서 시작하여 중앙에서 허리를 돌아오는 수치로 복부가 얼마나 둥근지를 측정하는 것이다. 중간 부분 주변의 지방은, 다른 곳에 저장된 지방보다 더 해롭다. 왜냐하면 다른 건강수치에도 부정적인 영향을 줄 수 있는 측정치이기 때문이다. BMI와 마찬가지로 허리 둘레수치가 높으면 모든 만성 질환에 걸릴 위험이 높아진다. 남성은 100cm(약 39인치) 이하, 여성에서는 88cm(약 35인치) 이하로 유지 하는 것이 바람직하다.

건강평가에서는 신체에 얼마나 많은 지방이 있는지 뿐만 아니라 신체의 어느 곳에 지방이 더 위치하는가도 중요하다. 허리둘레는 BMI와는 무관하게 만성질환의 위험 요소인데, 허리 중간 부분 주변의 지방은 피하지방에 비해 상당히 해롭다. 내장지방이면 허리둘레가 더욱 커지지 때문이다. 내장지방은 특히 간을 둘러싸고 있으면서 신진대사가 많아져 콜레스테롤, 혈당, 혈압과 같은 다른 건강수치에도 부정적인 영향을 줄 수 있는 염증 물질과 호르몬을 방출한다. 비만여성 임신에서 조산이 많은 것도 염증이 주요 원인이다.

6. 헤모글로빈 A1C(HbA1C)

HbA1C는 '당화 헤모글로빈'으로써 지난 2~3개월의 평균 혈당수치를 반영한다. 일반적으로 5.7% 이하가 정상수치이다. 헤모글로빈은 혈액에서 산소를 운반하는 단백질이다. 혈당은 이러한 단백질을 코팅하거나 '당화'할 수 있어서 이런 이름으로 불린다. 혈당이 지속적으로 높으면 더 높은 비율의 헤모글로빈이 코팅된다. 수치가 높다는 것은 신체가 혈당을 조절하는 데 문제가 있다는 신호이므로 당뇨병 전단계 및 제2형 당뇨병의 위험이 더 높아진다.

7. 트리글리세리드(Triglycerides, 중성지방)

중성지방을 콜레스테롤로 오해하는 사람들이 많다. 그러나 중성지방은 콜레스테롤이 아니라 말 그대로 지방이다. 즉, 혈액에 얼마나 많은 지방이 있는지 측정하는 것이다. 중성지방은 콜레스테롤과 함께 혈관에 악영향을 미치며 이 수치가 높으면 동맥에 플라크가 쌓이는 동맥경화증 및 심장병과도 밀접하게 관련된다. 중성지방수치의 증가는 비만, 신체 활동 부족, 흡연, 과도한 알코올 섭취, 고탄수화물 식단과 같은 다양한 생활 습관 요인으로 인해 발생할 수 있다.

이상과 같이 7개의 가장 일반적인 건강 수치에 대하여 요약해 보았다. 7개 중 건강과 관련해서 더욱 중요한 것을 추리면 1, 2, 3, 4 항목이다. 이 밖에도 각종 검사수치들이 있지만 우선 위의 기본적인 7가지 또는 4가지 만이라도 관심을 쏟아보자. 부디 우리나라 진료실에서도 자신의 건강수치를 요약하고 공부해온 뒤 의사와 상담하는 환자가 늘어났으면 좋겠다.

08

건강을 지키려면 꼭 피해야 할 4가지
건강관리의 버디와 보기

주말에 시간이 나면 테니스를 즐긴다. 테니스 코트에 가면 이제 동호인들 중 나이가 많은 그룹에 속한다. 테니스는 운동 중에서 격렬한 운동에 속하므로 친구들을 만나면 아직도 테니스를 치느냐고 놀라는 사람들이 많다. 칼로리 소모량을 보아도 1시간에 약 500칼로리이므로 같은 시간의 수영 또는 조깅과 비슷하다. 나이가 들어가더라도 자신이 젊은 시절에 즐겼던 운동을 계속할 수 있다는 것은 자신의 건강을 위하여 더할 나위 없이 행복한 일이다.

그렇다면 나이가 들어가면서 젊었을 때 했던 운동을 포기하게 되는 원인들은 무엇일까. 다른 신체 질환들도 있겠지만, 정형외과 의사들은 관절의 건강을 제일 요소로 생각한다. 어떤 운동이든 일단 팔다리 관절이 건강해야 그 운동을 계속할 수 있는 것이다.

필자는 젊었을 때부터 테니스 코트에 나가기 전에 항상 관절을 보호하기 위해 무릎과 팔꿈치 보호대를 꾸준히 착용했다. 아마도 이러한 습관이 무릎과 팔꿈치를 부상에서 보호해 주어 아직까지 테니스를 즐기게 해주는 일등 요인인 것으로 생각된다. 그런데 테니스 코트에서 만나는 젊은이들 중에서는 무릎보호대를 하는 사람이 극히 적다. 무릇 자신의 건강은 건강할 때 지켜야 하는 당연한 원칙을 아직 모르는 듯하다. 이런 것들은 모두 자신의 건강 과신에서 나온다.

필자는 자신의 건강을 지키기 위해 건강에 대한 좋은 습관들을 익히는 것도 중요하지만, 건강에 해로운 일들을 하고 있다면 그 습관을 당장 멈추는 것이 우선되어야 한다고 생각한다. 모든 건강한 사람들이 자신의 건강을 과신하지 말고 꼭 버려야 하는 대표적이고도 기본적인 해로운 습관 네 가지를 열거해 본다.

첫째, 잠을 불규칙하거나 적게 자는 것이다. 잠이 모자라서는 안된다. 장기간의 수면 부족은 치매, 심장병, 당뇨병 및 비만과 관련 있다. 면역 체계 혼란 우울증 및 불안, 원인을 알 수 없는 신체 각 부위의 통증과도 관련이 있다. 잠을 충분히 자지 않았다면 다음 날 주의가 산만해져 일과 공부에 집중하기가 어려울 수 있다. 따라서 성인은 반드시 밤에 7~8시간 동안 숙면을 취해야 한다. 어린이와 청소년들은 8~10시간 정도 자야 한다. 충분한 수면을 취하는 데 문제가 있으면 서슴지 말고 의사와 상담하라. 생활 방식 변화, 대화 요법 또는 심한 경우 약물 치료가 필요할 수도 있다. 아무쪼록 잠은 충분히 자야 평생건강에 좋다.

둘째, 물을 잘 마시지 않는 습관은 꼭 버려야 한다. 목이 마르면 몸이 신호를 보내는 데도 이를 무시하는 사람들이 많다. 우선 피곤하고 현기증까지 올 수 있다. 두통을 유발할 수도 있다. 인체는 나이에 따라, 20~30대는 70%, 40~60대는 60%, 60대 이상은 50~55%가 수분이다. 수분이 적은 사람들은 각종 질환 시 사망률이 높다. 보통, 사망 시 사람의 수분함량은 45%에 근접한다. 그러니 나이가 들수록 충분한 수분이 필요하다. 구강이 건조해지거나 소변 색깔이 진하게 변한다면 더 많은 수분이 필요한 징후이다. 특히 피부건강을 위해서도 충분한 물을 마셔야 한다. 물은 우리 신체에서 가장 마지막에 피부까지 도달한다.

셋째, 오래 앉아 있는 습관을 버려야 한다. 하루 6시간 이상 앉아 있는 습관의 사람들에서 심장병, 각종 암의 관련은 물론, 기타 건강 관련 원인으로 인한 사망률이 높았다. 각종 척추질환과도 물론 관련된다. 매 30분마다 일어나서 2~3분 걷는 습관으로 바꾸자. 사람은 하루에 최소 1시간의 활발한 신체 활동이 있어야 한다. 할 수 없이 오래 앉아 있어야 하는 직장근무자들은 스탠딩 데스크를 사용하는 것도 생각해 봐야 한다.

넷째, 정신건강을 무시하지 말라. 지속적인 정신적 스트레스가 많은 건강 문제를 일으킬 수 있다는 것은 이제 상식이다. 그런데 아직도 우리나라에서는 스트레스로 의사와 상담하기를 주저하는 사람들이 많다. 정신의학과를 찾는 사람들은 모두 정신병이 있는 사람으로 오인하는 사람들도 있으니 딱한 일이다.

스트레스는 면역 체계를 약화시키고 심장병, 당뇨병, 우울증 또는 불안과 같은 질병의 가능성도 높인다. 자신의 멘탈이 강하다고 과신해서는 안 된다. 그렇게 생각하는 자체가 정신건강에 해롭다. 운동, 명상, 친구나 가족과의 관계를 포함하여 긴장을 푸는 건강한 방법들에 대하여 의사나 정신 건강 전문가와 상담하기를 주저하지 말아야 한다.

요즘 골프를 즐기는 사람들이 부쩍 많아졌다고 한다. 여러분은 골프에서 버디를 하는 것이 좋은가, 아니면 보기를 피하는 것이 좋은가? 결과는 모두 한 타를 줄이는 것이다. 골프를 같이 치는 친구들에게 물어보니 대부분 버디를 하는 것이 좋다고 한다. 왜 그러냐고 물으니 보기는 맨날 하는 것이고 버디는 드문 기회이므로 버디가 좋다는 대답이 돌아온다.

그런데 프로선수들은 당연히 보기를 피하는 것이 우선이라고 말한다. 프로 선수들은 각 홀에서 파를 지키는 것이 기본이므로, 기본이 무너지는 보기가 더 좋지 않은 것이다.

아마추어와 프로의 차이가 극명하다. 이것을 건강 관리에 대입하면, 버디는 건강에 이익을 주고 보기는 건강에 손실을 주는 것이다. 따라서 건강 유지에 관한 한, 건강에 해로운 습관을 먼저 피하는 것이 기본이므로 그와 관련된 습관들이 우선되어야 한다. 그 후에 건강에 이로운 습관들이 진정 건강에 도움을 주는 것이다.

어제도 테니스 코트에서 만난 젊은 동호인에게 무릎보호대를 꼭 하고 운동하라고 조언했더니, "아직 무릎이 아프지 않으니 괜찮아요"라는 대답이 돌아왔다. 그래서 "무릎보호대는 건강한 무릎을 보호하는 것이지, 무릎 치료대가 아니다"라고 설명해 주었더니 알아듣는 눈치였다. 독감예방주사는 독감이 걸리기 전에 접종하는 것이다. 독감에 걸렸다면 이제 독감예방주사는 효과 없고 독감치료 단계로 진입하여야 한다. 이 간단한 이치를 알면서도 실행하지 않으면 자신의 건강에 해롭다는 것은 자명한 일이다. 다시 한번 강조하지만 무릇 건강은 건강할 때 지키는 것이다. 물론 대부분의 건강증진 방법들도 건강 유지에 도움이 될 수 있지만 더욱 중요한 것은 건강한 신체를 우선 훼손하지 않는 것이다. 그러니 건강을 해치는 습관을 우선 버려야 하는 것은 아무리 강조해도 지나침이 없겠다.

09

수학이 공기와도 같은 까닭
수리생물학의 세계

　수학은 무엇일까? 필자에게 물으면 감히 '세상의 모든 것'이라고 답하고 싶다. 수학은 세상의 모든 것을 나타내는 표현이다. 우리가 보고 느끼는 모든 것, 생물과 무생물들의 모든 것은 양자(量子, Quantum)로부터 시작된다. 양자의 예로 광자가 있다. 광자는 전자기장의 양자 즉, 빛의 단일 양자로 '광양자(light quantum)'라고도 불리는데, 아무튼 양자는 물리량이 취할 수 있는 최소량을 의미한다.

　세상의 시작은 양자 같은 점으로 시작해서 수로 발전하고, 그 수들이 모여 세상을 이룬다. 수학에서는 '0'이라는 문자가 있는데, 존재하지 않는다는 표현이다. 흥미롭지 않은가. 존재하지 않는데 어떻게 '0'이라고 표현되는가. '0'이라는 문자에는 궁극을 추구하는 심오함이 담겨있는 것 같다.

사람들은 산소가 포함된 공기 없이는 살아갈 수 없다. 그러나 그 공기에 감사하면서 살아가는 사람은 별로 없는 것 같다. 공기가 우리가 생물로 살아가는 데에 필수 환경이라면 수학은 우리가 어떻게 살아가야 하는지를 알려주는 필수 환경이다. 수학은 우리 삶, 생활과 문화 등등 모든 것에 영향을 주고 있는데도 우리는 공기의 감사함을 모르는 것과 같이 수학의 고마움도 모르고 사는 것 같다. 그러니 '수학은 곧 공기'라고 하면 지나친 과장일까.

수리생물학(Mathematical-biology)이라는 학문 분야가 있다. 이는 곧 수학과 생물학의 만남이다. 생물학의 연구에서는 수학이 큰 도움을 준다. 생물에 대한 환경 요인의 영향을 보다 쉽게 이론화하기 위해 생물학자와 수학자들이 머리를 맞대고 수학적 모델을 만든다. 그리고 이러한 요인이 실제 생물학적 세계에서 어떻게 영향을 미칠 수 있는지 식별, 이해 및 분석을 하는 것이다.

수리생물학은 '수학생물학', '생물수학' 또는 '수학 및 이론 생물학'이라는 단어로 표현되기도 한다. 수많은 수학적 모델을 사용하여 생물시스템의 구조, 발달 및 행동을 제어하는 시스템을 조사하기 위해 학문이다. 그렇게 함으로써 우리에게 살아있는 생물을 분석할 수 있게 하고, 어떻게 표현되는지를 알게 하는 생물학의 한 분야이다. 또한 수리생물학은 실험 생물학에서 도출된 가설이나 이론을 증명하기 위해 동원된다. 즉 그 실험 방법이 옳은 지에서부터 실험 과정은 물론 결론에 이르기까지의 여러 가지 과정의 오류를 찾아내고 수정하는 데에 이론적 접근과 분석을 하는 것이다.

지난해 영국에서는 새로운 50파운드 지폐에 수학자의 얼굴이 들어가 화제를 모았다고 한다. 우리나라 지폐에 들어간 인물들은 세종대왕, 신사임당, 이황, 이이 등 역사상 존경받는 인물들인데 이는 다른 나라들과 다르지 않다. 보통 지폐에는 그 나라의 건국 영웅 등 존경받는 인물들이 새겨지는데, 이번에 영국에서 수학자의 얼굴이 들어가게 되어 화제가 된 것이다. 50파운드 지폐 속 인물은 바로 영국의 수학자이자 암호학자, 컴퓨터 과학자이기도 한 앨런 튜링이다.

튜링은 천재 수학자이자 현대 컴퓨터 과학의 아버지로 불린다고 한다. 그는 수학자로서 제2차 세계대전 당시 독일군의 암호 '에니그마'를 해독해 연합군이 승리하는 데 크게 기여했다. 그리고 컴퓨터의 시작이라 할 수 있는 '튜링 기계'를 만들었는데, 이는 요즘 세계가 주목하고 있는 인공지능 분야를 발전시키는 데 중요한 아이디어가 된다. 인공지능 분야야말로 인간의 능력을 초월하는 성과를 낼 한 분야가 아닌가 한다. 오죽하면 인공지능에게도 노벨상을 주어야 한다는 말이 나올까. 그런데 이런 그가 다뤘던 분야가 또 하나 있는데, 그것이 바로 수리생물학인 것이다.

수리생물학은 겉으로 보기엔 불규칙해 보이는 생명현상에서 규칙을 찾아내고 정리한다. 기존의 생물학으로는 볼 수 없었던 새로운 시각을 주는 이런 수리생물학을 일컬어 영국의 수학자이자 대중과학 저술가로 잘 알려진 이언 스튜어트는 그의 저서《생명의 수학(The Mathematics of Life)》에서 '생물학의 혁명'이라고 했다. 수학과 생물학의 만남을 누구보다 환영했던 이언 스튜어트는 '21세기의 생물학은 20세기가 시작할 때 누구도 상상하지 못했던 방식으로 수학을 활용하고 있다. 22세기가 되기 전까지, 수학과 생물학은 서로를 알아볼 수 없을 정도로 변화시킬 것이다'라고도 예언했다.

우리나라에서도 작년에 기초과학연구원(IBS)의 수리 및 계산과학 연구단에서 생물학 분야 다양한 난제들을 수학적 관점에서 풀어낼 '의생명 수학 그룹'을 출범시켰다고 한다. 이 그룹은 생물학 시스템을 수학적으로 이해하고, 난치성 질환의 발병 원인 규명, 치료제 개발 등에 기여할 수학 모델링을 개발하고 있다고 하니 의학자로서 거는 기대가 크다.

이런 와중에 얼마 전 한국계 수학자인 허준이 미국 프린스턴대 교수가 수학계의 노벨상이라는 필즈상을 수상하였다는 가슴 벅찬 기사가 있었다. 39세의 나이에 세계적으로 풀기 어렵다는 수학적 난제를 몇 개씩이나 해결한 그가 수리생물학에도 큰 기여를 하기를 기대해 본다. 더 나아가 향후 세계사적으로 훌륭한 업적을 남겨서 우리나라 지폐에 그 얼굴이 등장했으면 좋겠다.

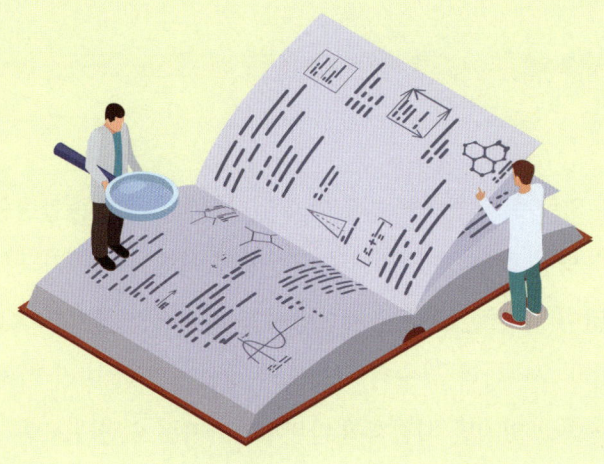

수학은 우리가 어떻게 살아가야 하는지를 알려주는 필수 환경이다
수학은 우리 삶, 생활과 문화 등등 모든 것에 영향을 준다

10

'필수의료'는 없다…
생명을 살리기 위해 먼저 할 일은?
필수의료 정의와 법 제정의 필요성

　필수의료가 요즘 핫이슈가 되고 있다. 국대 최대 종합병원의 간호사가 병원 근무 중 뇌출혈 응급상황에 처했는데도 결국은 사망한 까닭이다. 이런 사태의 재발방지를 위해 보건복지부와 대한의사협회가 우리나라 필수의료 제도의 개선을 위한 여러 가지 논의를 계속하고 있지만 해결책이 마련되기까지는 요원해 보인다.

　필자는 필수의료와 밀접한 관련이 있는 산부인과 전문의로서 그동안 특히 출산과 관련된 모성, 태아보호에 대한 필수의료제도의 정착에 대하여 여러 가지 제안을 한 바 있다. 이러한 제안은 필자뿐 아니라 사실 20여 년 전부터 대한의사협회, 대한산부인과학회, 대한산부인과의사회 등을 통하여 꾸준하게 정부 측에 전달되어 왔지만, 아직도 그 개선책이 미미하다는 것에 크게 실망하고 있다.

무엇이 문제일까? 우선 제도적으로 필수의료, 공공의료, 응급의료 영역의 범위가 뚜렷이 구분되지 않은 까닭이 크다고 할 것이다.

우리나라 공공보건의료에 관한 법률(약칭: 공공보건의료법)을 보면 '공공보건의료'란 국가, 지방자치단체 및 보건의료기관이 지역·계층·분야에 관계없이 국민의 보편적인 의료 이용을 보장하고 건강을 보호·증진하는 모든 활동을 말한다. 해당 법률 제7조는 공공보건의료기관의 의무에 대해 적고 있는데, 여기에 '필수의료'로 간주될 수 있는 사항들이 적시돼 있다. 그 내용을 소개하면 다음과 같다.

공공보건의료기관은 다음 각 호에 해당하는 보건의료를 우선적으로 제공하여야 한다.
1. 의료급여환자 등 취약계층에 대한 보건의료 2. 아동과 모성, 장애인, 정신질환, 응급진료 등 수익성이 낮아 공급이 부족한 보건의료 3. 재난 및 감염병 등 신속한 대응이 필요한 공공보건의료 4. 질병 예방과 건강 증진에 관련된 보건의료 5. 교육·훈련 및 인력 지원을 통한 지역적 균형을 확보하기 위한 보건의료 등이 그것이다.

그러나 위 내용에 '필수의료'라는 용어는 보이지 않는다. 다만 '우선적으로 제공해야 한다'는 내용만 있을 뿐이다. 그러니 일단 우리나라 '필수의료' 영역은 공공보건의료 법률에 의해 두리뭉실

하게 지배받는다고 할 수 있겠다.

　물론 응급의료에 관한 법률(약칭 응급의료법)도 있다. 법률 내용을 보면 '응급의료'란 응급환자가 발생한 때부터 생명의 위험에서 회복되거나 심신상의 중대한 위해가 제거되기까지의 과정에서 응급환자를 위하여 하는 상담·구조(救助)·이송·응급처치 및 진료 등의 조치를 말한다고 돼 있다. 또한 '응급환자'는 질병, 분만, 각종 사고 및 재해로 인한 부상이나 그 밖의 위급한 상태로 인하여 즉시 필요한 응급처치를 받지 아니하면 생명을 보존할 수 없거나 심신에 중대한 위해(危害)가 발생할 가능성이 있는 환자 또는 이에 준하는 사람으로서 보건복지부령으로 정하는 사람을 가리킨다.

　그렇다면 '필수의료'에 대한 법률도 있을까? 필자가 과문한 탓인지 우리나라 의료법을 보아도 아직 필수의료라는 단어가 담긴 법률을 확인하지 못하였다. 다만 의료법에 보면 종합병원의 구성요건에 '필수진료과목'이라는 용어가 있으며 여기에 해당되는 임상과목은 내과, 외과, 소아청소년과, 산부인과로 규정되어 있을 뿐이다.

　정리해 보면, 현 상황에 있어서의 필수의료란 공공보건의료 영역에 포함되는 것으로서 응급의료를 다루는 진료과목으로 해석되어도 무방한 것으로 보인다. 그러나 필수의료가 정확히 법률로 뒷받침되지 않는다면 또 다른 혼란만 야기할 것이다.

아무튼 최근 발생한 간호사 뇌출혈사망사건에 대한 대처는 어떻게 해야 좋을 것인가. 가장 중요한 것은 해당 질환의 응급수술을 담당할 수 있는 전문의 부족이 가장 큰 문제였다. 따라서 최근 국회에서 필수의료과 전공의에 대한 국가의 행정·재정적 지원을 의무화하는 법안이 추진되고 있는 것은 매우 고무적인 일이다. 신현영 의원이 '전공의의 수련환경 개선 및 지위 향상을 위한 법률' 개정안을 발의한 것이다.

최근 상황을 살펴보면, 필수진료과목에 대한 전공의 지원율은 크게 낮아진 것으로 나타났다. 2018년에 101%를 기록했던 소아청소년과는 올해 28.1%로 떨어졌으며 흉부외과는 47.9%, 외과는 76.1%, 산부인과는 80.4%로 저조하다. 최근 5년 필수의료과의 전공의 충원율 합계도 흉부외과 57.7%, 소아청소년과 67.3%, 비뇨의학과 79.0% 등으로 6개의 필수과목 모두 100%를 넘지 못했다. 이렇게 지속해서 악화하고 있는 필수진료과 기피 현상을 막기 위해서는 실효성 있는 지원 강화법이 필요하다는 것이 신 의원의 견해이다.

또한 이 법안을 발의하면서 신의원은 '필수의료'의 정의에 부합하는 의견도 내놓았다. '필수의료는 생명에 직접적인 위험에 대응하기 위한 의료분야로, 필수의료의 비정상 작동은 국민건강에 큰 위협이 된다'면서 '대한민국 필수의료 살리기는 필수의료 전공의 지원부터 시작해야 한다'고 한 것이다. 드디어 '필수의료'라는 단어가 정식으로 법안에 담길 모양이다.

최근 대한의사협회도 국가 차원에서 나서서 필수의료를 챙겨야 한다며 '중증 필수의료 국가책임제' 시행을 요구했다. 응급·외상·심뇌혈관·중환자·신생아·고위험 등 적절한 처치가 지연될 경우 국민의 생명과 건강에 대한 영향이 큰 병들은 국가가 직접 개입할 필요가 있다는 게 대한의사협회의 주장이다.

엉뚱하게도 이번 사태 이후 대책으로 의사 수를 늘려야 한다는 주장들도 있으나 의료계는 근본적인 해결책이 될 수 없다고 비판한다. 현 구조에서 의사 수만 늘린다고 필수의료 분야 전문의가 늘지는 않는다는 지적이다. '왜곡된 환경에서는 오히려 의사 수를 늘린 만큼 미용 분야 등 비급여, 저위험 분야 의사와 의료기관만 증가하는 결과를 초래할 뿐'이라고 지적했다.

이미 이번 사태 이전에, 윤석열 대통령도 후보 당시 필수의료 국가책임제 도입을 공약한 바 있다. '필수과목 전공의 수급의 고질적 문제점을 국가가 책임지고 해결할 수 있도록 국가의무를 강화할 필요가 있다'고도 강조했다고 한다. 여야 할 것 없이 국민의 생명을 지킬 수 있는 필수의료 지원제도의 제정에 시급히 나서야 할 것이다.

11

AI 의사의 가장 큰 위험은?

인공지능과 의료

산부인과 진료의 시작은 초음파 영상으로 시작된다고 해도 과언이 아니다. 필자가 1980년대 산부인과 전공의였던 시절에는 임산부의 태아심박동을 들으려면 임산부의 복부에 태아진료용 청진기를 댔다. 분만에 임박한 임산부의 자궁경부을 측정하기 위하여 골반내진은 필수적이었다.

요즘 전공의들은 주머니에 넣고 다니는 간단한 포터블(휴대용) 초음파 기기를 이용하여 태아의 심박동은 물론 태아 장기도 살펴볼 수 있다. 자궁경부의 길이는 물론, 경부 조직의 강도까지 측정할 수 있는 초음파기기도 개발돼 조산의 진단과 예방에 큰 기여를 하고 있다. 필자는 실제 조산의 주요 원인이 되는 자궁무력증 환자들에게 이런 초음파진단기기를 적용하여 조산 위험에 빠질 수 있는 많은 고위험 환자들을 효율적으로 치료할 수 있어 큰 보람을 느끼고 있다. 과학의 발전과 더불어 진화된 의료 인공지능(AI)의 덕분이다.

인공지능(AI)은 컴퓨터와 기술을 사용하여 인간에 필적하는 지능적인 행동과 비판적 사고를 시뮬레이션하는 데 사용되는 용어이다. 이 용어를 처음 사용한 사람은 미국 스탠포드대 명예교수인 존 매카시(John McCarthy) 박사로서 1956년에 AI라는 용어를 '지능형 기계를 만드는 과학 및 공학'으로 처음 설명했다고 한다.

최근 인공지능은 어떤 면에선 인간의 지능을 뛰어넘고 있다. 바둑이나 체스게임에서 이제 AI를 이길 수 있는 사람은 없다. 또 우리 주변에는 생활을 돕는 여러 형태의 로봇들이 눈에 띄게 늘어간다. 주변의 흔한 전자제품들도 그 작동 원칙을 보면 사실 인공지능의 시작인 셈이다. 요즘 식당에서 손님들의 주문에 맞춰 음식을 나르는 배달로봇도 전자제품을 사람 모양으로 만들어 간단한 인공지능을 적용한 것이다. 직장에서도 가정에서도 인공지능의 사용빈도는 계속 늘어가고 있다. 다양한 형태의 인공지능은 은행 및 금융시장, 교육, 공급망, 제조, 소매 및 전자 상거래, 의료와 같은 광범위한 분야를 개발하고 발전시키는 데 사용되고 있다.

현대인의 비즈니스와 일상생활에 존재하는 AI 기술은 이제 현대인의 건강 관리에도 꾸준히 적용되고 있다. AI는 의료기기

산업을 변화시키고 있을 뿐 아니라 진료영역에서도 질병에 대한 진단 및 치료과정 관리 프로세스의 여러 측면에서 의료인을 지원하여 기존 진단 메커니즘을 신속하게 결정하게 할 뿐 아니라 문제가 발생할 경우의 극복 솔루션도 손쉽게 제안해 줄 수 있게 된다. 예를 들면 암 분야에서 인공지능의 알고리듬은 환자의 유전자에 맞춰 진단하고 해당 암의 복잡한 치료를 위한 맞춤형 의약품을 제안해 줄 수도 있다.

인공지능은 암 분야뿐 아니라 기타 의학 분야에서 광범위하게 사용된다. 일반적인 응용 프로그램에는 진단 분야는 물론, 해당 환자에 가장 적절한 약물 발견 및 개발, 의사와 환자 간의 의사소통 개선, 처방전과 같은 의료 문서 복사, 원격 환자 치료가 포함된다. 일반적으로 컴퓨터 시스템은 인간보다 작업을 더 효율적으로 수행하는 경우가 많지만, 최근 개발되고 있는 인공지능의 진단 영역은 전문가 수준의 정확도에 근접하고 있다.

암 분야뿐 아니라 여러 의료영역에서 인공지능은 우리 상상 이상의 큰 잠재력을 갖고 있다. 특히 영상진단에서 활용도가 괄목할 만하다. 인공지능은 영상진단 영역에서 수많은 실용적 응용 프로그램을 갖고 있다. 병원을 방문한 환자 진료는 대부분 진단 이미지로부터 시작된다. 간단한 흉부 X-ray, 골근육 등의 X-ray는 물론 CT, MRI 등 까지 복잡한 영상자료는 진료 중 중요한 결정을 내리는 데 있어서 중요한 역할을 담당한다. 서두에 언급한 산부인과 영역의 특수 초음파 진단도 물론 여기에 포함된다. 이러한 영상자료의 분석에 의사들은 이제 인공지능의 도움을 받을 수 있게 된 것이다.

임상지표 측면에서 영상 데이터에는 여러 가지 귀중한 정보가 포함되어 있는데, 사람의 눈에는 보이지 않는 부분들을 인공지능은 쉽게 식별할 수 있는 알고리듬을 가지고 있으므로 그 정확도에서 기존의 진단율을 뛰어넘을 수 있다. 만약 진단 초기의 영상자료에서 중요한 단서가 포착된다면 진단 과정은 중지되고 곧장 치료로 들어갈 수 있으므로 많은 의료비용의 감소에도 기여할 수 있다.

위와 같은 실제 내용들은 의학 분야에서의 인공지능의 잠재적인 이점이다. 전문가들은 그 이점들을 다음의 네 가지 정도로 요약한다. 첫째는 '인간 성과의 한계를 뛰어넘는다'는 것이고, 둘째는 의료 지식과 우수성을 민주화(정보공유) 하는 것이다. 셋째는 '의료영역에서의 고된 작업을 자동화한다'는 것이며, 넷째는 '환자 및 의료 자원을 효율적으로 관리한다'는 것이다.

그러나 AI는 위와 같은 여러 가지 가능한 이점을 제공하지만, 몇 가지 위험도 있음을 잊어서는 안 된다. 가장 명백한 위험은 AI 시스템이 때때로 잘못되어 환자의 질환을 악화시킬 수 있거나 기타 건강 관리 문제가 발생할 수 있다는 것이다. AI 시스템이 환자에게 잘못된 약을 추천하거나, 영상 스캔에서 종양을 발견하지 못하거나, 어떤 환자가 더 많은 혜택을 받을지 잘못 예측할 수도 있다.

또 다른 문제점은 데이터 가용성이다. AI 시스템을 훈련시키려면 전자건강기록(EMR), 약국 기록, 보험 청구 기록 내용 등 소비자 생성 정보와 같은 소스에서 많은 양의 데이터가 필요하다. 즉 개인정보보호 문제가 대두된다. 환자의 프라이버시와 관련하여 또 다른 위험이 발생할 수 있는 것이다.

특히 전문가들이 제시하는 위험이 있는데 그것은 데이터의 편견과 불평등이다. 미국의 예를 들면, 아프리카계 미국인 환자는 평균적으로 백인 환자보다 통증 치료를 덜 받는다. 따라서 의료 시스템 기록에서 학습하는 AI 시스템은 아프리카계 미국인 환자에게 더 낮은 용량의 진통제를 제안하도록 학습할 수 있다. 또한 AI 시스템은 다양한 이유로 인하여 의료 시스템에서 덜 바람직하거나 수익성이 낮은 것으로 간주되는 환자에게 더 적은 자원을 할당함으로써 불평등을 악화시킬 수도 있다는 것이다.

그럼에도 불구하고 전문가들은 이제 AI는 의료영역에서 필수적인 기능을 수행할 것이라는 예측을 내놓는다. AI는 지금까지 알려지지 않은 방식으로 의료 관행을 변화시킬 것이라고 예측하는 것이다. 물론 임상 분야에서의 실제 적용은 더 잘 탐구하고 개발되어야 한다. 따라서 아직 AI에 부정적인 의료인들도 많은 것이 사실이지만, 이제 의료인들도 일반인에게 더 나은 의료 서비스를 제공하기 위해서라면 이러한 발전을 긍정적으로 이해하고 잘 적응해야 할 것이다.

12

느린 삶, 왜 건강으로 이어질까?
슬로라이프의 건강학

젊은 시절에 눈코 뜰 새 없이 바쁜 일상을 지내고 있던 필자에게 부모님은 이렇게 말씀하셨다.

"애야, 그렇게 바쁘게만 살지 말고 좀 여유 있게 살아보아라."

나는 아직도 여유 있는 삶과는 다소 거리가 있는 바쁜 생활을 하고 있는 것 같다. 그러면서도 간혹 아이들과 주변 사람들에게는 부모님과 똑같은 이야기를 해주는 나 자신을 발견할 때마다 스스로 흠칫 놀라고 있다. 바쁘게 사는 사람들은 정작 자기 삶의 모습과 속도를 잘 느끼지 못하는 것 같다. 마치 고속도로에서 자동차 운전을 할 때 속도감이 점차 없어지는 것과 같은 것이 아닐까. 옆에서 바라보는 사람들의 눈에는 다른 사람들의 삶의 속도가 빤히 보이게 된다.

건강하게 살기 위해서는 건강한 삶의 스타일을 가져야 한다. 필자는 그것이 이른바 슬로라이프(Slow life) 또는 슬로리빙(Slow living)이 아닌가 한다. 슬로리빙은 모든 일을 적절한 속도로 수행하는 것을 뜻한다. 일을 더 빨리 하려고 애쓰는 대신 느린 움직임은 일을 더 잘하는 데 초점을 맞추게 된다. 속도가 늦추어지면, 가장 중요한 일에 적절한 시간을 할애하는 데 우선순위를 둘 수 있어 일의 완성도는 더 커진다.

삶의 속도를 늦추고 의도적으로 자신의 진정한 가치를 슬로리빙에 둘 수 있다면 건강에도 큰 도움이 된다. 대부분의 성인병이나 만성질환은 빠르게 생활하는 습관에서 생기기 때문이다. 대표적인 것이 빨리 먹는 것이다. 혈당이 빠르게 올라가면 그 혈당을 낮추기 위해 인슐린 분비가 빨라지고 그런 습관이 오래가면 인슐린을 분비하는 췌장에 피로가 쌓여 인슐린을 원활하게 분비하지 못하게 되고 결국 당뇨병이 생기게 되는 것이다. 슬로리빙은 자신의 웰빙을 위해서도 필수적인 것으로서 결국 그 사람이 더 잘 살게 하는 삶의 방식이다.

느린 삶은 '바쁜 것이 삶의 성공에 중요하다'는 것을 부정한다. 삶을 양과 질의 두 가지 측면으로 접근한다면 느리다는 것은 분명 양보다 질을 위한 삶의 방식이 된다. 한편으로는 느린 사고방식을 선택하는 것은 삶의 가속 페달을 끄고 성찰과 자기 인식을 위한 공간을 만드는 것으로 이해될 수도 있다.

'느린 삶'의 역사는 사실 음식문화에서 시작되었다. 1980년대 이탈리아 로마 중심부에, 미국에서 들어온 대표적인 패스트푸드(Fast food)의 상징인 '맥도날드 햄버거' 상점이 문을 열자 카를로 페트리니(Carlo Petrini) 등의 활동가 그룹은 지역 음식 전통을 옹호하는 목표인 '슬로푸드(Slow Food) 운동'을 결성했다. 슬로푸드 운동은 현재 150개 이상의 국가에서 지지자가 있으며 그 전통을 계속 보호하고 생산자를 위한 공정한 급여를 장려하며 양질의 음식을 즐기도록 장려하고 그와 관련된 활동을 지속적으로 유지하고 있다고 한다.

이 슬로푸드 운동이 오늘날 우리가 알고 있는 슬로 패션 및 슬로 인테리어와 같은 다양한 파생물을 포함하여, 보다 넓은 슬로리빙 운동에 불을 붙였다. 오늘날 느린 여행, 느린 패션, 느린 피트니스, 느린 정원 가꾸기, 느린 인테리어, 느린 디자인, 느린 생각, 느린 뉴스 및 느린 작업은 모두 느린 생활 운동의 추가 파생물의 예이다. 빠른 것이 항상 좋은 것이 아니라는 사실을 점점 더 많은 사람들이 인정하고 있다.

전 세계의 인류는 현재, 미증유의 코로나 팬데믹 시대에 살고 있다. 다행인지 불행인지 모르겠지만, 코로나 시대에 더 많은 사람이 삶의 속도를 늦추고 단순화해야 하는 상황에 처하게 되자 '느린 삶'에 대한 관심이 높아졌다. 실제로 구글은 2020년에 올려진 동영상들의 제목에 '느린 삶'이 포함된 유튜브 동영상이 4배 증가했다고 보고했다. 이 동영상 중 일부는 현실과 동떨어진 목가적인 시골 생활을 묘사하지만, 대부분의 비디오 콘텐츠는 의미 있는 취미 또는 자연을 우리 자신과 다시 연결할 수 있게 하는 욕구를 보여줬다고 한다. 코로나 팬데믹 덕분에 사람들은 생각할 시간이 더 많아졌고 많은 사람이 전례 없이 갑자기 원격근무로 전환되면서 자신에게 진정으로 중요한 것이 무엇인지를 스스로 되돌아볼 기회를 갖게 되었다.

물론 느린 삶에 대한 일반적인 오해들도 있다. 일부 사람들은 느리다는 것을 게으르거나 비생산적이라는 부정적인 의미로 받아들일 수 있다. 우리는 '좋은 느린'과 '나쁜 느린'의 차이를 구별해야 한다. 느린 운동에 관한 유명한 책인 《느린 것이 아름답다(In Praise of Slowness)》의 저자 칼 오너리(Carl Honoré)는 그 차이점으로서 '좋은 슬로'는 더 나은 결과를 얻고자 올바른 속도로 작업을 수행하기 위해 의식적으로 감속하는 것이라고 했고, 반면에 '나쁜 슬로'는 긴 대기열이나 교통 체증과 같은 것으로 이해하면 된다고 하였다.

느린 생활 운동에 대한 가장 큰 오해 중 하나는 우리가 모든 것을 달팽이 속도로 움직이는 느린 기어로 한다고 주장한다는 것이다.

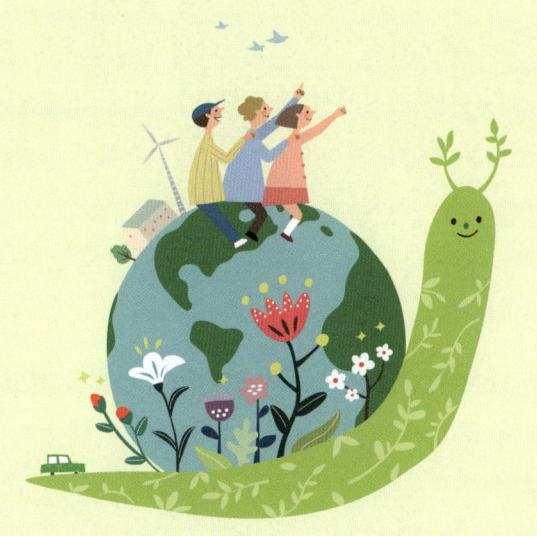

삶의 속도를 늦추고 의도적으로 자신의 진정한 가치를
슬로리빙에 둘 수 있다면 건강에도 큰 도움이 된다

사실 '느린 삶'은 우리가 자주 겪는 자동 조종 장치의 상태를 끄기 위해 속도를 늦추는 것일 뿐이다. 속도가 늦춰지면 우리는 우리에게 중요한 것의 우선순위를 정할 수 있고 각 작업이나 활동에 적절한 시간을 할당할 수 있는 여유가 생긴다.

전문가들은 슬로리빙의 장점들을 다음과 같이 요약한다.
첫째 '자기 삶의 가치에서 가장 중요한 일에 더 많은 시간을 활용할 수 있다는 것', 둘째 '세상의 더 많은 존재를 경험할 수 있다는 것', 셋째 '주위 사람들과 더 강한 관계를 구축할 수 있다는 것', 넷째 '지구를 살릴 수 있는 친환경 운동과도 관련 있다는 것' 등이다. 결과적으로 슬로리빙은 자신의 삶에서 가장 가치 있는 것과 일치하는, 보다 의미 있고 의식적인 라이프 스타일을 선별하는 사고방식인 것이다.

코로나 팬데믹으로 그동안 중단되었던 국제 음악 축제가 다시 돌아온다. '여유로운 삶의 발견'을 표방하는 음악 축제인 제4회 '슬로우 라이프, 슬로우 라이브(Slow life, Slow Live) 2022'가 3년 만에 서울 올림픽공원에서 정상적으로 개최된다고 한다. 가을을 만끽하며 잔디광장에서 아무렇게나 뒹굴면서 맞게 될 유명 재즈 가수들의 향연에 벌써 몸이 서서히 달아오른다.

13

코로나19 탓에 후각 잃으면 관련 기억도 잊을까?

롱코비드가 촉발시킨 후각연구

세계적으로 코로나19 팬데믹이 마무리되고 있는 것 같다. 이른바 포스트 코로나 시대(Post-Corona era)로 접어드는 것이다. 그동안 전 세계적으로 감염됐던 사람이 6억 명을 넘었고 사망자는 600만 명을 넘은지 오래다.

살아남은 사람들은 코로나19 감염의 후유증을 걱정해야 한다. 소위 롱코비드(Long COVID) 증상을 겪고 있는 사람들이 감염 3개월 이후에도 1/3이나 되기 때문이다. 롱코비드는 코로나19에 따른 후유증을 이르는 말로, 코로나19를 앓은 뒤 원인 모를 여러 증상이 한동안 이어지는 것을 뜻한다. 세계보건기구(WHO)는 롱코비드를 '코로나19에 확진되거나 확진됐을 가능성이 있는 사람이 적어도 2개월, 통상 3개월 동안 다른 진단명으로는 설명할 수 없는 증상을 겪는 것'으로 정의하고 있다.

롱코비드 증상이 나타나는 기간은 연구기관마다 차이가 있으나, 짧게는 감염 후 4주 이상, 길게는 12주 이상으로 알려져 있다. 그런데 롱코비드 증상 중의 하나인 후각상실이 특히 과학자들의 관심을 끌고 있다. 수백만 명의 사람에게 코로나19의 특징적인 증상 중 하나는 후각상실이다. 코로나19가 치유된 뒤에도 많은 사람이 그 전보다 냄새를 맡는 능력이 떨어지거나 변경된 세상을 경험하고 있다. 음식이나 자연의 향기를 즐기는 능력이 약해졌다는 뜻이다.

이렇게 롱코비드 증상의 하나인 후각상실을 호소하는 사람이 늘어감에 따라 과학자들은 자연히 우리의 감각 기관에서 오랫동안 간과됐던 후각에 대해 더욱 많은 관심을 갖게 되었다. 사실 그동안 후각은 인간의 5대 감각의 하나로 삶에 아주 중요한 것임에도 불구하고 코로나19의 증상으로는 그동안 다른 증상들에 비하여 다소 과소평가 되어왔다. 의사들도 사실 그동안 여러 질병의 진단에서 후각을 많이 사용하지 않았다. 고대 그리스인들은 진단을 내리기 위해 냄새 감각을 사용하는 예들을 많이 소개하였으나, 현대 의사들에게 그 아이디어는 대부분 간과되었던 것이다.

사람의 코 내부 상피에는 다양한 냄새감지 뉴런이 있는데, 코로나19 바이러스가 이러한 뉴런에 침입하면 후각 상실뿐 아니라 신경학적 합병증까지 유발할 수 있다. 특히 후각 뉴런은 신경섬유를 통해 뇌의 후각 처리 센터에 연결되어 있는데, 이곳이 감염되면 바이러스가 더욱 빨리 전파돼 뉴런들이 파괴되기 시작하면서 면역체계에 경보가 울린다. 염증이 더욱 심해지면 면역 신호체계가 무너지고, 궁극적으로 코 내부의 후각 뉴런에서 시작돼 냄새 정보를 뇌로 전달하는 능력 자체가 파괴된다.

새로 발견된 과학적 관심의 대부분은 물론 의학적으로 연구되고 있다. 연구원들은 코로나19 바이러스가 어떻게 사람의 후각 상실을 초래하는지, 그리고 그 영향이 개인과 코로나19 바이러스의 여러 변종 간에 왜 서로 다른지를 찾는 연구에 집중했다. 이로 인해 후각장애 치료에 대한 새로운 관심이 생겼고, 이는 코로나19의 결과로 이 질환을 앓고 있는 사람들의 치료에 도움을 주게 될 것이라고 믿고 있다. 물론 이러한 연구는 또한 이미 후각질환을 앓고 있는 일반 인구의 10%에게도 혜택을 줄 수 있을 것이다.

이러한 노력들의 일환으로서 후각 회복을 위한 기존 방법의 하나인 '후각훈련 기술'을 개선하려는 노력이 빠르게 진전되고 있다. 또한 사람의 후각을 회복시키는 전자 임플란트를 개발하려는 시도도 다방면으로 이루어지고 있다.

인간은 오랫동안 개의 우수한 냄새 감각을 이용해 왔는데, 개 코에 있는 3억여 개의 후각수용체는 폭탄, 마약, 총기 및 사람들을 탐지하는 데 일상적으로 사용돼 왔다. 개들은 이제 당뇨병, 암 등 인간의 질병을 냄새 맡는 실험적 영역에까지 사용되고 있다.

실제로 미국의 수의사 신시아 오토(Cynthia Otto)는 코로나19를 포함한 인간의 질병 냄새를 맡을 수 있는 동물의 능력을 어떻게 활용할 수 있는지 연구하고 있는데, 개와 마찬가지로 다양한 질병의 냄새를 정확하고 안정적으로 인식하는 휴대용 전자 장치를 개발하기 위한 노력을 진행하고 있다.

연구자들은 인간 후각의 특수한 내부 작용에도 연구력을 집중하고 있다. 냄새가 인간의 기억능력과도 긴밀한 관계가 있다는 점에서 출발한 것이다. 과학자들은 사람들이 매우 구체적인 기억을 되살리는 데에 후각능력이 중요하며, 또한 후각은 우리의 두뇌를 강화하고 치유하는 데에도 사용될 수 있다고 주장한다.

사실 냄새는 우리의 감정적인 기억에 매우 깊이 뿌리박혀 있다. 생생한 기억을 불러일으키는 냄새의 경험은 많은 사람들에게 친숙할 것이다. 〈잃어버린 시간을 찾아서〉의 저자 마르셀 프루스트(Marcel Proust)는 '사물의 냄새와 맛은 영혼처럼 오랫동안 우리를 생각나게 할 준비가 되어 있다'고 했다. 그러니 우리는 냄새로 인해 우리 마음속에서 시간 여행을 할 수도 있고, 과거에 경험했던 다양한 감정을 불러일으킬 수도 있는 것이다. 예를 들면 마들렌

케이크를 한 입 먹고 향기 가득한 차 한 모금을 마시면 사랑하는 가족과 함께한 일요일 아침의 행복한 어린 시절의 기억으로 되돌아가게 되는 것이다.

따라서 냄새와 기억 사이의 긴밀한 연결을 뒷받침하는 신경생물학도 최근 괄목하게 주목을 받고 있다. 특정 냄새가 즉시 다른 장소와 시간을 떠올리게 하는 비밀들이 밝혀지고 있는 것이다. 냄새가 인간의 행동에 미치는 영향, 우리의 감정 상태와 파트너 선택에 영향을 미치는 것도 그 과학적 배경이 점점 규명되고 있다. 그리고 인체 주변의 조직과 기관에서 후각 수용체의 다양한 능력도 과학적으로 설명되기 시작했다. 이 모든 변화를 종합하면 이제 세상이 냄새의 특별한 중요성을 깨우친 것 같다. 롱코비드가 남긴 자취이긴 하지만 말이다.

이제 세계적으로 코로나 팬데믹이 종료되고 있는 가운데 롱코비드 증상으로 고생하고 있는 인류가 후각능력이라도 제대로 회복되었으면 좋겠다는 생각이 든다. 나쁜 냄새를 피하는 능력도 좋지만 더욱 중요한 것은 향기를 감지하는 능력이 상실되는 것이 아닐까? 우리들의 아름다웠던 옛 기억도 허무하게 사라질 텐데….

(2022/10/09)

14

마오리족은 2살 때를 기억하는데, 우리는 왜 못하나?
유년기 기억상실증과 회상 능력

부모님이 살아계실 때, 부모님 댁에 가면 오래된 사진첩을 들춰보곤 했다. 어렸을 때 사진들 중에서 간혹 낯선 나를 발견한다. 사진에서만 남아있는 예전 유년기 나의 모습. 그러나 그때의 상황은 기억이 나지 않는다. 많은 사람이 아마 비슷한 경험이 있을 것이다. '유년기 기억상실증'으로 알려진 이 현상은 한 세기 넘게 심리학자들을 당혹스럽게 해 왔지만, 우리는 여전히 그것을 완전히 이해하지 못하고 있다.

우리 대부분은 생후 3~4년 동안의 기억이 전혀 없다. 사실, 우리는 7세 이전의 삶을 거의 기억하지 못하는 경향이 있다. 그리고 우리가 가장 초기의 기억을 회상하려고 할 때 그것이 실제인지 아니면 다른 사람들이 우리에게 해준 사진이나 이야기를 기반으로 한 단순한 기억인지 불명확한 경우도 많다.

언뜻 보기에 우리가 아기 때를 기억하지 못하는 이유는 영유아기에 완전히 발달한 기억력이 없기 때문인 것처럼 보일 수 있다. 그러나 생후 6개월의 아기는 몇 분 동안 지속되는 단기 기억과 몇 달은 아니더라도 몇 주 동안 지속되는 장기 기억을 모두 형성할 수 있다고 한다.

한 연구에서 장난감 기차를 조작하기 위해 레버를 누르는 방법을 배운 6개월 아기는 장난감을 마지막으로 본 후 2~3주 뒤 이 동작을 수행하는 방법을 기억했다고 한다. 미취학 아동기에만 이르러도 몇 년 전의 사건을 기억할 수 있다. 특히 특정 시간과 장소에서 발생한 개인적으로 관련된 사건일수록 더욱 잘 기억한다고 한다. 그러나 성인이 되면 이런 기억들마저 대부분 사라지게 된다. 이것이 '유년기 기억상실증'이다.

아동기의 기억력은 물론 성인과 같지 않다. 기억력은 청소년기까지 계속해서 성숙한다. 그러나 그 성숙 과정, 즉 기본 기억 과정의 발달적 변화가 바로 유년기 기억상실증에 대한 설명으로 제시됐으며 이 이론이 지금까지 받아들여지고 있다.

그렇다면 유년기 기억상실증은 왜 생길까. 아마도 우리 삶에 꼭 필요한 것이었을까. 아직도 여러 학자가 이에 대한 연구에 매달리고 있다.

기본적인 기억 과정에는 여러 뇌 영역이 포함되며 기억의 형성과 유지, 그리고 기억정보의 검색이 포함된다. 예를 들어, 기억 형성을 담당하는 것으로 생각되는 해마는 적어도 7세까지는 계속 발달한다. 그러나 그 기억의 형성 능력은 나이에 따라 변한다. 7세 이후의 어린이에서 청소년, 성인으로 나아갈수록 기억 형성보다는 기억의 유지 능력이 더욱 발달한다.

연구자들은 기억 능력의 발달에서 '언어'가 중요하다는 것을 강조한다. 1~6세 아동은 한 단어로 말하기 단계에서부터 시작해서 모국어에 능통해지는데, 유년기 기억상실 기간과 겹치는 언어 능력의 주요 변화가 있다고 한다. 여기에는 과거 시제, '기억하다(Remember)' 및 '잊다(Forget)'와 같은 기억 관련 단어, 그리고 좋아하는 '내 것(Mine)'인 인칭 대명사를 사용하는 것이 포함된다.

어떤 이벤트나 사건이 일어났을 당시의 상황에 대해 말로 표현하는 아이의 능력이 몇 달 또는 몇 년 후에 그 사건을 얼마나 잘 기억하는지 예측한다는 것은 어느 정도 사실이다.

한 연구진(Peterson, C., & Parsons, B.)이 2005년도에 학술지 《법과 인간 행동(Law and Human)》에 게재한 논문 내용을 보자. 그들은 사고로 크게 다쳐 응급실로 옮겨진 유아들을 인터뷰했다. 당시 사건에 대해 말로 표현할 수 있었던 26개월 이상의 유아는 최대 5년 후에 그 사건을 회상한 반면, 사고 상황에 대하여 말할 수 없었던 26개월 미만의 유아는 거의 또는 전혀 기억하지 못했다고 한다. 이것은 언어로 번역되지 않으면 이전 기억이 손실된다는 것을 시사하는 것이다.

언어가 기억에 어떤 역할을 하는가에 연구도 다방면으로 이루어지고 있다. 그 결과 연구자들은 언어로 옛 기억을 특정 형태로 효과적으로 잘 묘사(Narrative) 하는 것이 기억 회상에 중요하다고 주장한다.

결과적으로 부모가 아주 어린아이들에게 과거 사건을 회상시킬 때, 기억해야 할 중요한 사건의 종류와 다른 사람들이 이해할 수 있는 방식으로 이야기를 구성하는 방법 등 내러티브 기술이 중요하다.

사실적 목적을 위해 단순히 정보를 설명하는 것과 달리, 과거에 대한 회상은 다른 사람들과 경험을 공유하는 사회적 기능을 중심으로 이루어진다. 이런 식으로 가족 이야기는 시간이 지남에 따라 기억의 접근성을 유지하고 사건의 연대기, 주제 및 감정의 정도를 포함하여 이야기의 일관성을 높이게 된다. 일관성 있는 이야기가 많을수록 더 잘 기억된다고 한다.

실제로 마오리족 부모의 매우 정교한 가족 이야기 스타일 덕분에 마오리족 성인은 지금까지 연구된 어떤 사회보다 더 어린 시절 기억(2.5세)을 가지고 있다고 한다. 이러한 연구 결과를 바탕으로 어릴 적 부모와의 애착 형성이 언어와 기억 능력의 발달에 큰 영향을 미친다는 연구 결과도 속속 발표되고 있다.

우리가 정확히 기억하는 능력은 문화에 의해서도 좌우될 수 있다. 일반적으로 자율성을 중시하는 문화(북미, 서유럽)의 성인은 관련성을 중시하는 문화(아시아, 아프리카)의 성인보다 어린 시절을 더 많이 기억하는 경향이 있다고 한다.

부모가 무엇을 중시하며 기억하는지는 자녀의 회상 능력에도 영향을 미친다. 일반적으로 보다 자율적인 자아 개념을 소중히 여기는 서구 문화에서 부모의 회상은 어린이의 개별 경험, 선호도 및 감정에 더 초점을 맞추고 다른 사람과의 관계, 사회적 일상 및 행동 기준은 덜 중시한다. 이것이 아이에게 영향을 미쳐 미국 어린이는 자신이 유치원에서 금 별표를 받은 것을 기억할 수 있지만 우리나라 어린이는 유치원에서 다른 아이들과 함께 특정 노래를 배운 수업을 기억할 수 있다는 것이다.

유년기 기억상실증에 대해 아직 이해하지 못하는 부분이 많지만, 아무튼 연구자들은 조금씩 밝혀내고 있다. 어린 시절부터 미래까지 개인을 추적하는 더 많은 전향적 종단 연구가 진행되고 있다. 또한, 신경과학이 발전함에 따라 의심할 여지 없이 뇌 발달과 기억 발달에 관한 더 많은 연구가 있을 것이다. 이런 연구들은 유년기 기억상실증의 연구뿐 아니라, 기억 능력의 다른 척도를 개발하는 데에도 도움이 될 것이다.

우리가 아주 어렸을 때의 특정 사건을 명시적으로 기억할 수는 없지만, 그 잃어버린 기억의 축적이 성인이 된 우리의 행동에 영향을 미치는 지속적인 흔적이라는 것은 분명하다. 인생의 처음 몇 년을 기억하긴 어렵지만, 역설적이게도 그 '잊힌 기억'이 우리가 어떤 성인이 되는지를 좌우한다는 것까지 잊을 필요는 없을 것이다.

15

'품위 있는 죽음'에 앞서…
먼저 해결해야 할 것은?
연명의료결정, 안락사와 존엄사의 차이

얼마 전 미국에 사는 친구의 부인이 암으로 세상을 떠났다는 소식을 들었다. 그 부인이 최근 몇 개월 동안 암 통증으로 매우 괴로워했다는 소식을 들었다. 나중에 전해진 이야기로는 스스로 삶을 마감했다는 것이었다. 안락사를 선택한 것이다. 미국에선 안락사를 허용하는 주가 많지는 않다. 그 부인은 안락사의 제반 조건들을 갖추고 장기기증을 하면 안락사를 허용하는 주를 골라 삶을 마감했다.

한국에 있는 친구들과 함께 그 부인의 죽음을 애도하면서 이야기를 주고받다 안락사와 존엄사가 어떤 차이가 있는지에 대한 대화로 흘러갔다. 의사인 나도 그 차이를 정확히 파악하지 못하고 있다는 사실을 깨닫게 됐다.

간단히 요약하면 존엄사는 죽음을 앞둔 환자가 연명 치료를 중단하는 것이라면, 안락사는 약물 투입 등을 통해 고통을 줄이고 인위적으로 생을 마감하는 것이다.

존엄사는 2018년 '연명의료 결정에 관한 법(약칭 연명의료결정법)'이 시행되면서 우리나라에서도 가능해졌다. 법 제정 전부터 존엄사와 안락사의 개념에 대해 사회 각계의 의견들이 일치되지 않았다. 그 차이점은 개념을 구분조차 간단치 않았다. 가톨릭대 가톨릭생명연구소 이은영 교수가 발표한 논문 내용을 중점으로 설명해 보자(논문 제목: 존엄한 죽음에 관한 철학적 성찰: 연명의료결정법과 안락사, 존엄사를 중심으로: 인격주의 생명윤리 제8권 제2호, 2018).

연명의료결정법은 존엄사법인가, 또는 소극적 안락사로 수용될 수 있는가? 이 법을 제정하면서 국회는 안락사나 존엄사의 표현을 사용하지 않았다. 안락사는 역사적으로 잘못 사용된 사례가 있고(예컨대, 나치의 인종개량정책 등), 존엄사는 죽음을 과도하게 미화할 가능성이 있어 용어 사용에 신중했다. 다수의 대중매체 또는 일부 학계는 연명의료결정법의 죽음을 존엄사 또는 소극적 안락사와 혼용하고 있다.

물론 연명의료결정법이 법제화되기 이전에 무의미한 연명의료에 대해 소극적 안락사 또는 존엄사라는 명칭으로 논의가 있었던 것은 사실이다. 이은영 교수는 자신의 논문에서 안락사와 존엄사와의 연관성과 차이성을 통해 연명의료결정법이 어느 지점에 있는지에 주안점을 두고 논의했다. 즉, 연명의료 결정과 안락사는 자연적 죽음과 의도된 죽음의 구분 측면에서, 존엄사와는 환자 대상 범위, 선택권-죽을 권리 등의 측면에서 연관성과 차이를 살폈다.

연명의료 결정은 진통제를 투여하고 물과 산소 공급 등은 유지함으로써 '자연스러운 죽음'을 맞이할 수 있는 선택권이라고 결론 내렸다. 안락사는 비록 소극적 안락사일지라도 영양과 수분공급 차단과 같은 방법을 통해 죽음을 의도적으로 유발한다는 점에서 연명의료결정법과 구별되는 것이다.

또 존엄사가 지속적인 식물인간 상태에서와 마찬가지로 '의식이 없고 인공호흡기에 의해 생명만이 연장되어 있을 때 품위 있는 죽음을 위해 생명 연장 조치를 중단'하자는 의미를 담고 있다면, 연명의료결정법은 환자 대상 범주에서 '임종 과정에 있는 환자'라는 범주를 분명히 하고 있으며, 그런 면에서 지속적 식물인간 상태 환자라는 조건은 연명의료결정법의 적용 대상이 될 수 없다.

연명의료결정법은 임종 과정에 있는 환자가 존엄하게 '죽을 권리'를 부여받은 것이 아니라, 무의미한 연명의료를 중단하거나 유보할 수 있는 '선택권'을 법적으로 제도화했다는 점에서 차이가 있다.

이은영 교수는 연명 의료 결정이 종래의 안락사와 존엄사가 어떻게 같으면서도 다른가에 대한 의미를 드러냄으로써 현재 시행 중인 연명의료결정법을 올바르게 이해하자고 주장했다.

그동안 많은 토론과 논의를 살펴보면, '안락사'가 고통 없는 생의 마감에 초점을 맞췄다면, '존엄사'는 인간답게 생을 마감할 수 있게 한다는 데에 방점이 찍혀 있다는 사실을 알 수 있다. 존엄사가 '자연스러운 죽음'에 가까운 반면, 안락사는 '의도적인 죽음'을 유도한다는 점에서 어느 나라나 안락사 허용은 쉽지 않다. 프랑스가 '존엄사' 법제화 이후 10년 이상 논의를 거쳐 '안락사'를 도입하게 된 이유도 여기에 있을 것이다. 우리에게 잘 알려진 '스위스행 편도 티켓'도 스위스가 안락사를 도입한 몇 안 되는 국가이기 때문이다.

아무튼 우리나라에서 시행 중인 연명의료결정법은 사회 각계에서 '존엄사법'으로 받아들여지고 있는 것 같다. '안락사' 논의는 아직 말을 꺼내기도 쉽지 않은 상황으로 보인다.

이은영 교수의 지적대로라면 생명을 인위적으로 단축시키지 않는다는 점에서 '존엄사'는 '소극적 안락사'로 인식되기도 한다. '적극적 안락사'는 무엇일까. 만약 의식이 있는 환자가 참을 수 없는 고통을 겪고 있으면서 회복 불능의 질병을 앓고 있는데 그 고통에서 벗어나기 위해 의료적 조치를 스스로 선택했다면 그것이 적극적 안락사다. 예를 들면 환자에게 모르핀을 치사량만큼 주사하는 등의 직접적인 행위이다. 소극적 안락사와 적극적 안락사를 의료계에서는 각각 수동적 안락사, 능동적 안락사로 부르기도 한다.

우리나라에서도 최근 '조력존엄사법' 제정이 발의돼 안락사가 화두로 떠올랐다. 조력존엄사법 제정을 찬성하는 여론이 무려 82%에 이른다. 세대별 차이도 거의 없는 높은 찬성률이다. 대한의사협회는 이 법의 제정을 일단 반대하고 있다. 이 법을 '의사조력자살법'이라고 표현하면서 의료계가 이런 죽음을 다룰 준비가 되지 않았다고 주장하는 전문가들의 의견이 무겁게 받아들여지고 있다.

한편으로는 안락사의 사회적 논의에 앞서 안락사, 존엄사 등 혼재된 용어부터 정립해야 한다는 의료계의 의견들이 쏟아지고 있다. 위에 설명한 것과 같이 동일한 의료 행위임에도 가치나 관점에 따라 안락사(소극적, 적극적 또는 비자발적, 자발적), 존엄사 등 용어가 달라지면서 혼선이 생기고 있다는 지적이다. 당연하고도 마땅한 지적이다. 최근 국회에서도 서영숙, 최재형 의원이 주재한

'삶의 존엄한 마무리, 우리의 선택' 토론회가 개최되어 다양한 의견이 오갔다는 것은 고무적인 현상이다.

안락사(安樂死)를 뜻하는 용어 'Euthanasia'는 'eu(좋음)'와 'thanasia(죽음)'가 합쳐져 만들어졌는데, 그 어원은 $ευθανασία$ 라는 그리스어에서 유래했다. 그리스어로는 '쉬운 죽음'을 뜻하며, 라틴어로는 '아름다운 꽃'이다. 독일어 'Sterbehilife'는 '죽음에 대한 도움'이라는 뜻이다. 필자는 이 가운데 라틴어 풀이인 '아름다운 꽃'을 선택하고 싶다. 참을 수 없는 고통이 사라지는 아름다운 죽음이 연상되기 때문이다. 물론 죽음을 과도하게 미화할 생각은 없다.

16

'너 보니 나도 피곤?'
만성피로증후군은 전염병일까?
CFS와 Long Covid Syndrome

아침에 일어나면 상쾌해야 할 텐데 그렇지 않은 경우가 적지 않다. 대부분의 사람은 수면 부족으로 원인을 돌린다.
"잠을 잘 못 자서 그럴 거야."
그러나 잠을 많이 잔 다음날 아침에도 역시 피곤하다.

왜 그럴까? 다른 원인이 있다. 특히 '만성피로증후군'은 많은 사람을 괴롭히고 있다. 필자도 그 가운데 한 사람이다. 주변에 피곤한 사람이 많을 때에는 필자도 피곤함을 더욱 잘 느낀다. 그래서 혹시 만성피로증후군은 아마 전염되지 않나 생각해 본 적도 있다.

만성피로증후군이란 뚜렷한 원인 질환 없이 6개월 이상 수면장애, 집중력 저하, 기억력 감퇴, 근골격계 통증 등을 동반하는 심각한 피로감이 주 증상으로 지속되는 복합 질환을 말한다. 만성피로증후군은 정의하기가 매우 모호하다. 어떤 특정 질환처럼 검사수치로 진단되는 질병이 아니라, '피로'라는 매우 주관적인 증상으로 판단하기 때문이다. 이때, 피로를 일으킬 만한 의학적인 원인은 모두 배제돼야 하고, 피로와 함께 동반된 증상들이 특정 상태를 지녀야 한다.

'피로'의 정의는 무엇일까? 의학사전을 찾아보면, '피로'는 일반적으로 '일상적인 활동 이후의 비정상적인 탈진 증상, 기운이 없어서 지속적인 노력이나 집중이 필요한 일을 할 수 없는 상태, 일상적인 활동을 수행할 수 없을 정도로 전반적으로 기운이 없는 상태'로 정의한다. 이러한 피로가 1개월 이상 계속되는 경우는 지속성(Prolonged) 피로라고 부르고, 6개월 이상 지속되는 경우를 만성(Chronic) 피로라고 부른다. 만성피로증후군은 잠깐 휴식으로 회복되는 일과성 피로와 달리, 쉬어도 호전되지 않으면서 환자를 매우 쇠약하게 만드는 피로가 지속된다.

이 증후군에 대해 세계보건기구(WHO)와 우리나라의 질병 이름이 조금 다르다. 현재 '만성피로증후군(Chronic Fatigue Syndrome)'은 WHO의 〈국제질병분류 제11차 개정판 (ICD-11)〉에 정식으로 그 병명이 등재돼 있는데, 우리나라에서는 통계청이 고시한 〈한국표준질병사인분류(8차)〉에서 '신경무력증(Neurasthenia, Code: F48.0)'으로 분류되어 있다. 즉, 우리나라에서는 육체적 피로보다는 정신적 피로감이 더욱 강조되는 신경무력증이라는 용어를 사용한 것이 특징이다.

신경무력증이란 일반인들이 사용하는 용어인 신경쇠약증과 다르지 않다. 상당한 문화적 변수가 작용하며 비슷한 점이 있는 두 가지 주된 형태가 있다. 그 한 형태는 정신노동 후의 피로감의 상승이며, 이 때문에 일상의 업무능력이 떨어지게 된다. 정신적 피로는 주의를 산만하게 하는 생각과 과거 회상의 불유쾌한 기억이며 주의력 집중을 곤란케 한다. 다른 한 형태는 작은 노동 후에도 육체적 피로와 쇠약감을 느끼는 것이며 근육통과 반사장애를 동반한다.

두 형태 모두 어지럼, 긴장 두통, 정신불안정 등의 불유쾌한 신체적 자각이 뒤따른다. 정신적, 신체적 건강에 대한 근심, 쾌감결여, 약간의 불안이 있다. 수면과잉이 주로 나타나지만 수면의 초기와 중기엔 수면 장애가 나타날 수 있다.

세계적으로 '만성피로증후군'이라는 질병의 분류에서 변화의 조짐이 보인다. 이 질환은 현재 ICD-11의 제8장(Chapter 08) 신경계 질환 중 바이러스 후 피로증후군(Postviral fatigue syndrome)에 포함돼 있는데, ICD-10에서 ICD-11으로 개정되는 과정에서 8장에서 1장으로 재배치하자는 전문가들의 주장이

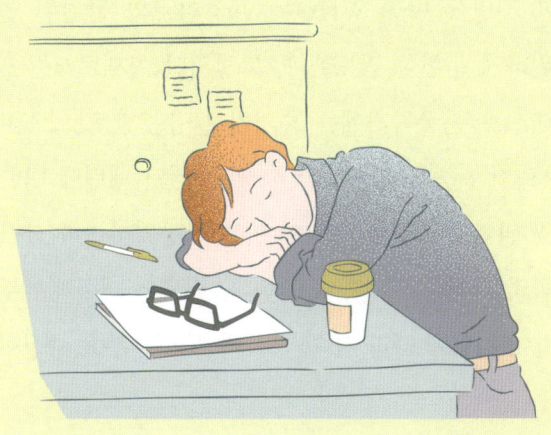

만성피로증후군은 잠깐 휴식으로 회복되는
일과성 피로와 달리, 쉬어도 호전되지 않으면서
환자를 매우 쇠약하게 만드는 피로가 지속된다

접수된 것이다. 1장은 특정 감염성 또는 기생충성 질환들(Certain infectious or parasitic diseases)이 포함되는 영역이다. 즉 전염병의 영역인 것이다. 일부 의학계에서는 실제로 만성피로증후군을 근육통성 뇌척수염(Myalgic encephalomyelitis)이라고 부르며 전염병으로 분류하자고 주장하고 있다.

이러한 제안에 따라 WHO는 만성피로와 관련된 연구에 대해 광범위하게 문헌을 검토했다. 그렇지만 현재로서는 만성 피로를 전염병으로 분류하기에는 증거가 불충분한 것으로 나타났다. WHO는 또한 △증상의 신뢰할 수 있는 진단 패턴에 대한 합의 부족 △병의 원인에 대한 지속적인 논쟁 △균일하거나 신뢰할 수 있는 치료법의 부재를 확인했다고 했다. 검토된 연구에서 유일한 상수는 시간이 지남에 따라 지속되는 '피로'라는 주요 증상이었다.

비록 아직 만성피로증후군이 전염병의 영역으로 분류되어 있지는 않지만, 세계적으로 전문가들이 전염병 영역으로 분류하자고 주장하고 있는 것은 충분한 이유가 있다고 본다.

세균·바이러스·진균·기생충 등의 병원체가 우리 몸을 침범하는 것을 감염이라고 한다. 병원체나 독소에 의한 조직 상해, 병원체에 대한 숙주 반응에 의해 장애가 발생한 것을 감염병이라고 한다. 우리 몸 안팎에 있는 정상균들이 특정 조건에서 감염병을 일으키기도 하고, 일부는 사람 대 사람에 의해 전파되기도 한다.

예를 들자면, 만약 자기 주변에 만성피로증후군인 사람이 있다면 (이것이 특정 조건이다) 자신의 몸 안에 있는 정상균들이 그 사람과 같은 증상을 나타낼 수 있다는 것이다. 이런 현상도 전염병의 범주에 들기 때문이다.

미증유의 코로나 시대가 지나가고 있다. 이런 전염병이 지나간 뒤 많은 사람들이 그 후유증인 이른바 '코로나19 장기후유증(Long COVID syndrome)'을 앓고 있다. 많은 사람들이 겪었다시피, 이 질환의 증상 가운데 만성피로가 자리 잡고 있다. 이러한 증거들과 현실을 인정한다면 아마도 다음 ICD-12 개정판에는 만성피로증후군이 전염성질환으로 분류될 것 같기도 하다.

이런 만성피로증후군에 가장 효과적으로 대처하는 방법은 무엇일까. 필자는 웃음이라고 본다. 웃음도 전염된다는 말이 있지 않은가. 하품과 마찬가지로 웃음도 전염성이 강해 다른 사람이 웃는 모습을 보고 따라서 웃게 되는 현상은 자연스러운 일이다.

주위 사람들을 위해서라도 억지로라도 웃는 표정을 지어보고 소리 내어 웃어보기를 권유해 본다. 유머도 공부하고 코미디 방송도 보고 '피곤해 보이지 않는' 주위 사람들과 자주 어울리며 유쾌하게 웃어보라. 전염에는 전염으로 대응해 보자.

17

왜 부모님은 한사코 병원에 안 가려 할까?
부모님을 병원으로 모시는 방법 5가지

"올해에도 건강검진을 하실 거지요?"라고 물어보면 망설이는 사람들이 많다. 여러 원인들이 있겠지만, 그중 일부는 아이러니컬하게도 '병이 발견될까 봐 무서워서…'이다. 정기적인 건강검진을 미루면 3개월, 6개월은 금방 지나가며 1년도 훌쩍 넘어가곤 한다. 자칫 숨은 병이 커질 위험이 시간이 흐를수록 높아진다. 특히 나이 드신 어르신들이 이런 경향이 있다.

우리 부모님을 한번 생각해 보자. 고령의 어르신들은 일반적으로 병원 가기를 꺼리는 경향이 있다. 어머니가 1년 동안 무릎이 아파서 절뚝거리고 있다는 사실이 답답해 의사를 만나도록 설득하기가 의외로 어려울 수 있다. 과체중인 아버지는 병원을 가자는 자식의 말에도 주저하신다. 부모가 자녀의 말을 받아들이기는 이처럼 어렵다.

부모님의 건강이 걱정된다면 우선 건강에 대한 대화를 시작해 보자. 아버지나 어머니가 습관을 바꾸거나 의사를 만나거나 더 나은 관리를 하도록 해보자.

부모님들은 왜 의사를 기피하는 경향이 강할까? 어머니들보다는 아버지들에게서 더욱 두드러진다. 많은 남성들이 실제 매년 하는 건강검진을 거부하거나 연기하고 있다. 미국의 자료이기는 하지만 남성이 2년 동안 의사를 만날 확률은 여성의 절반이다. 남성은 또한 5년 이상 의사를 피할 가능성이 3배 이상 높았다고 한다. 슬프게도 남성들은 건강을 챙기기보다 의사의 진료를 기피하는데 더 많은 에너지를 쏟는 것이 일반적이다.

아버지들은 자신의 건강에 대해 걱정하지 않는 것이 아니라 사실은 두려움을 감추고 있을 가능성이 높다. 실제로 미국의 올란도(Orlando) 건강센터에서 실시한 전국 조사에 따르면 남성이 의사 진찰을 거부하는 가장 큰 이유는 다음과 같았다.

- 22%는 너무 바빠서 갈 수 없다
- 21%는 무엇이 잘못되었는지 알아내는 것이 두렵다
- 18%는 불편한 검사(예: 전립선 또는 직장)를 받고 싶지 않다
- 8%는 의사가 불편한 질문을 할까 봐 두렵다
- 7%는 자신의 몸무게 확인을 위해 저울에 올라가고 싶지 않다

우리나라에선 이 같은 자료를 찾지 못했는데 아마 미국의 실정과 크게 다르지 않을 것으로 본다. 아버지가 "의사를 만나봐야 소용이 없다"라고 말하더라도 속마음은 진료하러 가는 것이 상당히 불편할 수 있는 것이다. 아버지의 완고한 태도는 자신의 무서움을 가리는 방법일 수도 있다는 것을 알아야 한다.

부모님과 건강에 대하여 어떻게 이야기를 시작하면 좋을까? 전문가들은 다음과 같은 요령을 알려준다. 새해에 부모님과 만나게 되면 다음과 같이 해보자.

첫째, 부모님과 대화를 시작하기 전에 건강 주제에 가장 잘 접근하는 방법에 대해 약간 시간을 할애하자. 당신의 안녕을 염려하기에 자식이 문제를 제기하고 있음을 분명히 해야 한다.

둘째, 부모님에게 걱정거리가 있는지 물어본다. 아버지는 건강하다고 확신할 가능성이 있지만, 사실은 확신이 아닌 과신이다. 늙거나 죽는 것을 두려워할 가능성이 더 높다. 지금까지 집안에서 가장 강한 모습을 보여주었던 아버지는 몸이 쇠퇴하기 시작한다는 것을 가족에게 알리고 싶어 하지 않는다. 우선 건강에 대한 우려가 있는지 따듯하게 물어보고 이야기할 의향이 있는지 확인해야 한다.

셋째, 부모님의 건강에 변화가 생겼다면 부드럽게 사실을 지적하라. "아버지, 이번 달에 두 번 넘어지셨다면서요" 또는 "엄마, 언덕에 올라갈 때 숨이 가빠지는 것 같아요" 등이다. 이렇게 부모님들에게 일어났던 사실에 대한 정확한 지적은 문제가 있다는 인식을 높이는 데 도움이 될 수 있다. 부모님들이 문제를 축소하거나 주제를 바꾸려고 해도 놀라지 말라. 우리의 부모님들은 원래 그래 오셨으므로.

넷째, 자신인 '나'의 감정을 표현하라. "왜 아버지는 그렇게 건강을 과신하세요?" 또는 "왜 엄마는 자신을 돌보지 않아요?"라고 말하면 부모님이 수세에 몰릴 가능성이 높다. "나는 왜, 엄마 아빠가 몇 년 동안 의사를 만나지 않는지 정말 걱정돼요"와 같은 '나' 진술에 충실해야 한다. 한 번의 대화 후에 부모님이 행동에 나설 것이라고 기대하지 말라. 당신의 말이 이해되는 데 시간이 걸릴 수 있다. 첫 번째 대화 후 잠시 기다렸다가 나중에 다시 부드럽게 우려 사항을 제기해 보자.

다섯째, 신뢰할 수 있는 다른 사랑하는 사람의 도움을 구하라. 특히 아버지들은 자녀의 건강 관련 조언을 잘 받아들이지 않는다. 따라서 필요한 경우 신뢰할 수 있는 사람을 동원해 보자. 아버지 설득에는 어머니의 도움을 받아보고, 어머니 설득에는 아버지, 또는 기타 가족, 친구 또는 심지어 성직자의 말을 더 기꺼이 들어줄 수도 있다.

위의 여러 가지 방법들도 요긴하지만, 필자가 생각하기에 더욱 중요한 것이 있다. '의사를 만나는 데 방해가 되는 것이 무엇인지 물어보는 것'이다. 실제로 병원을 찾아오는 많은 어르신을 경험한 결과다. 어르신은 스스로 병원에 가기부터 힘들다. 예약부터, 집을 나와 병원을 찾아가기까지 난관의 연속이다. 병원을 찾아와서도 해당 진료과를 찾아가는 것은 또 다른 난관이다. 보호자 없이 혼자 병원을 찾아와 어쩔 줄 몰라 하며 덩그러니 의자에 앉아있는 어르신을 많이 보아왔다. 자식이나 지인이 함께 병원을 찾는 게 좋다.

부모는 우리 삶의 첫 부분을 안내하는 등불이었다. 우리가 건강하게 먹을 수 있도록 해주었고, 아버지는 우리가 조금만 아파도 한밤중에 병원으로 달려갔으며, 어머니는 우리가 이가 아파할 때도 발을 동동 굴리며 안타까워하셨던 분들이다. 당신의 만족스러운 삶을 위한 최선의 결정을 내려온 분들이다. 노벨문학상을 수상한 영국의 소설가 러디어드 키플링(Rudyard Kipling)은 '신이 어디에나 함께 하지 못하기에, 어머니를 만드셨다(God could not be everywhere, and therefore he made mothers)'고 했다.

우리가 나이를 먹으면 부모도 나이를 먹는다. 우리의 부모가 슈퍼히어로에서 인간으로 전환하는 것을 목격할 때 전환점이 온다. 아직 부모님이 생존해 계시는 지금이 그때라고 생각하고 한 살씩 더 먹는 새해에는 부모님 건강부터 챙겨드리자. 신정도 좋고 구정도 좋다. 모든 가족이 모이는 명절이 더욱 가족 사랑으로 충만해질 것이다.

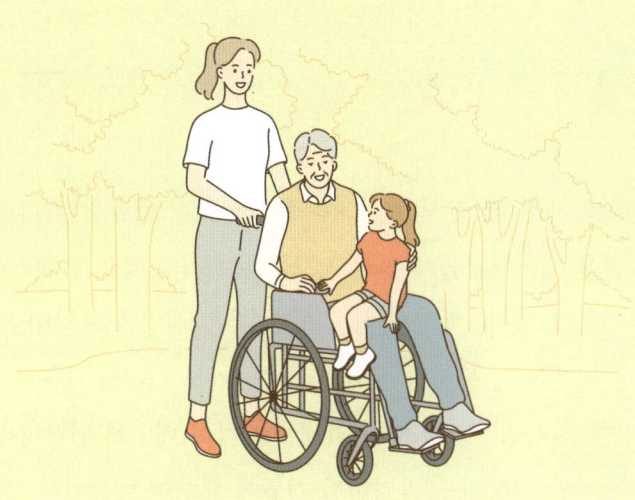

우리가 나이를 먹으면 부모도 나이를 먹는다
우리의 부모가 슈퍼히어로에서 인간으로
전환하는 것을 목격할 때 전환점이 온다

18

건강한 삶에 '선 긋기'가 중요한 이유
휴식을 넘어 치유로서의 경계 설정

대학교 재직 때 잠시 교환교수로 미국에서 생활한 적이 있다. 길지 않은 외국생활을 하면서도 그들은 우리와 많은 점에서 다르다는 것을 느꼈다. 특히 인상 깊었던 것은 개인의 프라이버시에 관련된 것이었다. 동서양 문화의 차이이기도 하지만 대부분의 외국인들은 자신의 프라이버시 침해에 대하여 대단히 민감하다. 건강과 관련된 그들의 프라이버시 개념에 대하여 이야기를 해보려 한다.

의대 연구실에 인도 출신 연구원이 있었다. 그와 친해져 이것저것 실험실 실무에 관련된 조언을 받던 중 하루는 메모지를 건넸다. 거기에는 자신의 일주일 간 일정이 요약되어 있었다. 특이한 것은 자신이 쉬는 시간을 빨간 글씨로 강조한 것이었는데, 'Rest'가 아니라 'Healing'으로 표시된 것이 인상적이었다. Rest는 휴식이고 healing은 치유의 뜻이 아닌가. 또한 그 시간에는 전화도 하지 말아 달라는 부탁을 곁들인다. 이것이 무엇일까? 그는 자신의 쉬는 시간이 방해받지 않도록 경계를 설정한 것이다. 할 일 목록 중에 휴식시간을 빨간 글씨로 강조하여 표시하고, 미리 자신의 친구들은 물론, 같이 근무하는 연구원들에게 알려주어 방해하지 않도록 한 것이다. 그리고 그것이 자신의 피로로부터의 치유(healing) 시간임을 명백히 알려준 것이다.

이것을 외국 사람들은 경계설정(Boundary setting)이라고 표현한다. 이런 세팅은 이웃 사이의 울타리처럼 자신의 개인적 또는 정신적 공간을 보호해 준다. 그들은 사람들과의 관계에서 적절한 행동의 신체적, 정서적 한계에 대해 어린 시절의 가족관계에서부터 이런 경계를 배운다. 연구에 따르면, 건강하고 유연한 경계를 가진 가족에선 각 구성원이 고유한 관심과 기술을 가진 별개의 개인으로 발전할 수 있다고 한다. 이것은 웰빙, 자제력 및 자존감을 키우는 데에도 도움이 된다.

가족 간의 경계에는 다음의 세 가지 유형이 있다. 명확한 경계를 가진 가족은 더 잘 기능하는 경향이 있다고 하며, 물론 경우에 따라 세 가지 주요 유형 사이를 이동할 수 있다.

명확한 경계 : 경계가 명확하게 명시되고 유연하게 적응할 수 있다. 가족 내에는 따뜻함, 지원 및 안정성이 있지만 각 구성원은

독립적이고 자신의 필요를 전달하며 개인의 관심사를 개발할 수 있다.

경직된 경계 : 경직된 경계는 아무것도 들어오지 못하고, 열리지 않는 벽처럼 닫혀 있어 유연하지 않다. 가족 내와 외부 세계 모두에서 참여가 적고 고립이 더 많다. 가족 구성원이 필요 사항을 전달하고 개성을 표현하는 것이 더 어려울 수 있다.

열린 경계 : 열린 경계는 명확하지 않으며 흐릿하거나 느슨할 수도 있다. 가족 개개인이 자신의 필요 사항을 충족시키기가 어려울 수 있다. 또한 상호 의존성 특성이 있다.

경계는 또한 '건강한' 경계와 '건강에 해로운' 경계로 구분될 수 있다.

'건강한 경계'는 가족의 각 구성원이 서로 자신의 필요사항을 전달하는 동시에 다른 사람의 필요를 존중할 수 있도록 한다. "아니오"라고 말할 수 있고 다른 사람이 "아니오"라고 말할 때 받아들일 수 있다. 즉, 욕구와 필요를 명확하게 전달할 수 있으며, 자신의 필요와 다른 사람의 필요를 동시에 존중한다. 다른 사람의 가치, 신념 및 의견이 자신과 다르더라도 존중하며 융통성이 있을 수 있지만 건강에 해로운 방식으로 자신을 타협하지 않는 것이 건강한 경계이다.

'건강에 해로운 경계'가 있는 곳에서는 정상적인 관계가 손상된다. 따라서 사람들의 요구가 충족되지 않는 역기능 관계로 이어질 수 있다. "아니오"라고 말하는 데 어려움을 겪으며, 다른 사람들로부터 "아니오"를 받아들이는 데에도 어려움을 느낀다. 따라서 자신의 필요와 욕구가 명확하게 전달하지 않으며, 다른 사람을 만족시키기 위해 개인적인 가치, 신념 및 의견을 쉽게 타협하게 된다. 또한 다른 사람들이 하기 싫은 일을 하도록 강요하거나 조종하는 행위도 있을 수 있다. 이러한 건강에 해로운 경계는 빠르게 학대로 바뀔 수 있다. 신체적, 성적, 정서적 학대가 그것이다. 어렸을 때 학대당한 사람들은 건강한 경계를 알지 못할 수 있다. 그들은 종종 개인적, 물리적 경계를 통제하지 못하고 자라기 때문이다.

그렇다면 경계를 어떻게 설정할 수 있을까. 경계는 사람의 삶에서 정지 신호로 생각할 수 있다. 정지 표지판을 배치하는 위치와 선을 넘는 것으로 간주되는 사항들은 주위 사람들의 신념, 가치관, 문화적 관습 및 가족 전통에 따라 다를 수 있다. 경계를 설정할 때 고려해야 할 몇 가지 사항 중 가장 중요한 것은 우선 명확하고도 단순한 목표설정이다. 그리고 경계영역은 작게 시작해야 한다. 경계를 설정하는 것은 다른 사람들에게 불편할 수 있기 때문에 핵심은 작게 시작하여 한 번에 한 가지에 집중하는 것이 좋다.

한계를 설정하면 삶의 균형을 유지하면서 자신의 건강을

챙길 수 있다. 우선 몸과 마음이 극도로 피곤한 상태인 번아웃(burnout)을 방지할 수 있다. 너무 많은 일을 하면 누구나 번아웃하게 된다. 육체적으로 견디지 못하게 된다. 따라서 경계를 설정하면 우선 육체적인 번아웃을 방지할 수 있는 것이다. 자신의 일이라면 몰라도 다른 사람을 위해 너무 많은 일을 하고 있다면 서서히 화가 나고 이윽고 분개하기 십상이다. 분개가 쌓이면 분노감정으로 치닫게 된다. 따라서 경계를 설정하면 정신적 번아웃도 방지할 수 있다.

어떻게 보면 경계설정은 건강의 균형을 찾는 것이다. 직장에 너무 오랜 시간 있게 된다면 그것은 건강하지 못한 경계이다. 일찍 퇴근하고, 집에서 더 일찍 잠자리에 들기 위해 주변과 자신과의 건강한 경계를 설정하면 더 많은 균형을 얻을 수 있고 그것이 궁극적으로 자신의 건강을 챙기는 일이다.

새해는 몸과 마음이 건강하게 시작돼야 하겠다. 우선 자신의 건강을 지킬 수 있는 경계를 설정해 보기를 권한다. 남의 눈치를 보느라 자신의 건강을 지켜주는 울타리가 무너져서는 안되겠다. 자신의 경계선은 자신이 만들어야 한다. 더글러스 맥아더 장군이 남긴 유명한 어록이 있다. '전투에 패한 지휘관은 용서할 수 있어도 경계를 못한 지휘관은 용서할 수 없다'는 것이다. 자신이 자신을 경계하지 못한다면 아무도 자신의 건강을 지켜주지 못한다.

건강을 지킴에 있어서 경계설정은 단순한 휴식(rest)이 아니라 치유(healing)임을 명심하자.

19

9988234의 시대, 노화는 병일까?
항노화(抗老化)와 향노화(向老化)

　요즘 친구들 부모님 부고를 받고 장례식장에 가보면, 고인이 거의 90대 또는 100세 이상이신 분들이 많다. 80대도 드물다. 고령화에 따라 우리나라 국민의 평균수명이 늘었다는 것을 피부로 느낀다. 단지 오래 사는 것만이 중요하지 않다는 것에 대부분 동의할 것이다. 건강하게 오래 살아야 할 것이다. 오죽하면 9988234라는 말이 생겼을까? 아시다시피 99세까지 팔팔하게 살다가 2, 3일 만에 세상을 뜨면 좋겠다는 뜻이다.

　우리나라는 현재 OECD 국가 중 고령화 속도가 가장 빠르게 진행되고 있다. 몇 년 후인 2026년에는 65세 이상 인구가 전체 인구의 20%를 차지하는 '초고령 사회'에 들어선다. 이러한 고령화에 맞추어 국가에서 가장 중요한 것은 국민의 건강수명 연장일 것이다. 건강하게 오래 산다는 것이 그리 만만치 않다. 통계청에 따르면 우리나라 65세 이상 노인인구의 51%가 3개 이상의 만성질환을 앓고 있다.

몇 해 전부터 우리나라 몇몇 대학병원에서는 노년내과가 정식 진료과목으로 개설되어 있고 이를 전공하는 교수들이 환자를 본다. 오래전부터 소아는 성인의 축소판이 아니기 때문에 소아청소년과라는 전문진료 영역이 있었다. 이와 마찬가지로 노인은 젊은 사람과 많이 다르며 또한 소아에서와 마찬가지로 다양한 약물을 사용하는 것에도 많은 주의가 필요하다. 따라서 노년층을 잘 이해하고 노인의료를 전담할 수 있는 노년내과의 필요성이 점점 커지고 있다. 실제로 고령 환자는 몇 가지 질환을 동시에 갖고 있을 확률이 높으며, 또한 각 질병의 예후가 여러 환경에 따라 크게 영향을 받는다. 또한 노인은 심리적·사회적 부분까지도 종합적으로 고려해 치료 효과가 감소하지 않도록 도와주어야 한다. 노인이 더 나은 삶을 살기 위해서는 '질병 중심' 치료가 아닌 '동반자적 치료'가 필요한데, 이러한 노인의 의학적 특성을 담당할 학문으로서도 노인내과 개설 추세는 시의적절하다고 할 것이다.

그동안 의학계에서는 노화를 질병으로 접근해야 하는지에 대한 많은 논의가 있었다. 노인내과 교수들도 일치된 의견이 없는 것 같다. 그러나 생물학적으로 본다면 어떤 신체 증상이 가역적(可逆的)으로 진행되면 '질병'이며 불가역적으로 진행되면 '질병이 아니다'.

즉, 노화가 질병이라면 나아서 젊음으로 회복되어야 하는데 그렇지 못하다. 즉 젊음으로 회복시킬 수 없으므로 당연히 가역적이 아닌 불가역적인 진행이고 따라서 질병이 아니란 것이 그동안 의료계의 주류 의견이었다.

그런데 최근 해외 의학계에서 이런 사고를 뒤집는 의견들이 나타나고 있다. 즉, '노화도 질병'이므로 치료가 가능하다는 의견들이 나오고 있는 것이다. 실제로 2018년 세계보건기구(WHO)는 11번째 '국제질병분류'에 노화를 포함했다. 세계적으로 노화에 대한 사고를 뒤집는 패러다임 전환이 이뤄지고 있는 것이다.

미국 하버드대 의대 유전학 교수인 데이비드 A. 싱클레어 교수가 저술한 《노화의 종말》 내용을 살펴보자. 그는 노화는 질병이라고 선언한다. 나이 듦에 따라 모든 신체 능력이 저하되며 이에 따라 생기는 각 장기의 병리 변화는 그동안 의학계에서 지적하는 질병의 범주에 드는 것이라고 주장한다. 더 나아가 노화는 피할 수 없는 자연의 길이 아니며, 치료될 수 있고, 치료해야 한다는 제안을 한다. 그런데 싱클레어 교수는 과학자임과 동시에 헬스케어 벤처기업가이기도 하니, 아마도 과학적으로는 노화를 고쳐야 할 질병으로 인정해 노화치료에 활발한 연구 투자가 이루어지는 것에 더욱 관심이 있었을지 모를 일이다. 싱클레어 교수에게 있어서 사실 노화는 치료대상이라기보다는 다만 '항노화(抗老化)' 노력의 일환이었을 것 같다.

　사람의 전 생애 발달과정을 8단계 모델로 설명한 미국의 정신분석학자 에릭 H. 에릭슨 (Erik H. Erikson)은 65세 이후의 노년기를 생애의 마지막 여덟 번째 인생 발달 단계로 구분했다. 그가 규정한 8단계(노년기, Older Adult)는 인생에서 지혜(Wisdom)의 단계이다. 이 단계의 개인은 인생의 과정을 받아들이는 법을 배워야 한다고 했다. 즉, '자아통합(Ego integrity) vs 절망(Despair)의 단계'로서 조화와 진실을 마주하며 지혜롭게 사는가, 아니면 인생을 원망하며 사는가로 나뉜다고 했다. 그런데 그는 65세를 넘어 92세까지 살면서 스스로 더욱 긴 노후를 겪은 뒤, 자신이 주장했던 8단계 인간발달과정을 9단계로 수정하였다. 그 9단계는 바로 스웨덴 사회학 교수인 라스 톤스탐(Lars Tornstam)이 주창한, 노화에 대한 심리사회 이론인 '노년초월'의 개념이 적용된다. 그의 노년초월 이론은 노인과 노화 과정 자체의 두 가지 현상에 중점을 두면서 노년기의 경험과 정상적이고 긍정적인 노년기의 특성을 모두 설명한다. 그후 이 이론의 추종자들에 의하여, 노년초월은 중년기 이후 노년기에 접어든 개인이 '인생의 전반적인 시각을 물질주의적이고 합리적인 시각에서, 보다 우주적이고 초월적인 시각으로 변화시키는 것'으로 정의되고 있다.

　긴 노년기에 이른 에릭 H. 에릭슨은 말년에 노년초월 이론을 받아들이면서 노년초월을 다음과 같은 아름다운 문장으로 묘사했다.

'노년초월은 우리의 마음과 영혼을 향해 가장 깊이 있고 의미 있게 대화할 수 있는 예술이고 우리의 육체와 마음과 영혼에 관련되는 모든 것들이 어우러지는 영역으로 나아가게 하는 인생의 위대한 춤이다.'

사실 노화가 신체적 질병인지 아닌지에 대한 논쟁은 부질없다. 노화는 피할 수 없다. 다만 더 나은 노화를 준비해야 한다. '늙음에 검질기게 맞서서 대항하여 젊음을 유지하려는 항노화(抗老化)와 다르게, 해를 바라는 해바라기처럼 늙음을 향해, 기꺼이 늙음을 받아들여 슬기롭게 즐기는 자세가 향노화(向老化)다'라는 유형준 전 한림대 의대 내과 교수의 말이 한층 더 가슴에 와닿는 이유이다.

20

지켜야 할 건강상식 10 vs 잘못된 건강상식 10
건강상식을 따라야 할 이유

1737년 영국에서 태어나 신대륙으로 건너간 토머스 페인의 저서 《상식(Common Sense)》은 미국 독립의 사상적 기초를 제공했다. 이 책은 영국에 대한 아메리카의 자주적이고 완전한 독립을 주장한 것으로, 6개월 뒤 독립선언문 탄생의 밑거름이 된다. 요즘 시각으로 보면 사실 특별할 것도 없는 내용이다. '모든 사람은 평등해야 한다'는 것이고, 따라서 '영국이 신대륙 이민자들을 불평등하게 대하면 안 된다'는 것이었으며, 이런 생각들이 그야말로 '상식'이라는 것이다. 이런 사상이 단초가 돼 결국 몇 년 뒤 미국 독립전쟁이 일어났고 미국은 현재 세계 최강국이 되어있다. 그 과정은 오롯이 '상식'에서 비롯된 것이다.

상식의 사전적 의미는 '사람들이 일반적으로 알고 있는 보통의 지식이나 가치관으로 이해되는 것'이다. 생뚱맞을지 모르겠으나,

필자가 굳이 말머리에 토마스 페인의 《상식》을 언급한 것은 한 사람이 살아가는 평생에 있어서, 자신이 갖고 있는 '상식'이 곧 자신의 전부를 만든다는 생각이 들어서였다. 가장 중요한 건강에 있어서는 더욱 그렇다. 미국독립보다 더 중요한 것이 당신의 건강이다.

우리가 대화할 때 많이 사용하는 '상식적으로…'라는 어귀를 굳이 언급할 필요도 없이, 사람들이 살아가는 이 세상 모든 것은 이미 상식적으로 이루어져 있다. 국가 사회 가정은 물론, 모든 집단과 개인은 상식적으로 흘러갈 때 온전하게 유지된다. 사람이 살면서 부딪치게 되는 모든 것들은 이미 그 사회에서 상식적으로 마련돼 있다. 민주국가라면 법도 상식적인 선에서 만들어졌으며 사회나 가정도 상식적인 룰에 따라 정상적으로 흘러간다. 비상식적인 것을 만날 때 모든 것은 균열이 가기 시작하고 오래되면 깨지고 만다.

개인이 갖고 있는 상식은 어떠할까. 사람들은 사회나 조직 내에서는 상식적으로 마련된 규제의 틀을 지키려 노력한다. 비상식적인 사람들은 사회나 조직 내에서 배척받기 때문일 것이다. 개인 차원으로 내려오면 그렇지 않은 사람들이 많은 것 같다. 상식인 줄 알면서도 스스로 그 상식적인 것들을 거스르는 비상식적인 행동을 하며, 이런 행동들이 쌓이면 이윽고 '비상식적인 습관'이 된다.

건강을 위해 지켜야 하는 올바른 습관들을 보면 모두가 상식적인 내용들이다. 금연하라는 것은 대표적인 상식이고, 술을 너무 많이 마시지 말라는 것도 상식이다. 잠을 잘 자라는 것도 상식이고, 백신을 미리 맞으라는 것도 상식이다. 몸에 좋은 것을 먹으라는 것도 물론 상식이며, 몸이 아프면 늦지 않게 의사를 찾으라는 것도 상식이다.

전문가들이 건강을 지키기 위하여 꼭 권하는 사항들이 있다. 어느 상황에서나 빠질 수 없는 열 가지를 추려보았다. 물론 모두 상식적인 내용들이다.

1. 아침 식사를 거르지 말자
2. 적절한 수분 보충이 필요하다
3. 채소와 과일을 충분히 섭취한다
4. 많이 걷는다
5. 1주일에 3번 정도, 30분간 근육운동을 하라
6. 금연하라- 아무리 강조해도 지나치지 않다
7. 건강한 수면 습관이 필요하다
8. 적절한 야외활동이 필요하다
9. TV, 컴퓨터를 멀리하라(이용 시간을 제한한다)
10. 명상은 마음의 건강을 챙겨준다

여러 사람이 상식적으로 알고 있는 사항들이 고쳐져야 할 내용들도 있다. 대부분은 사람들이 잘못 알고 있는 의학상식들이다. 그동안 축적된 내용들 중에서 관심을 끄는 다음 열 가지 항목을 추려 보았다.

1. 탄산음료는 소화에 도움이 될까?
> 그렇지 않다. 소화가 잘 안되면 소화제를 찾아야 한다.

2. 어두운 곳에서 책을 읽으면 시력이 나빠진다?
> 일시적인 시력 저하이다. 그러나 스마트폰 등의 전자기기를 어두운 곳에서 지나치게 오래 보면 영구적 시력 저하에 영향을 준다.

3. 달걀노른자는 몸에 해로운가?
> 콜레스테롤이 많다는 오해 때문이다. 노른자에는 좋은 콜레스테롤인(HDL)이 풍부하다. 알레르기만 없다면 모든 사람들에게 권장된다.

4. '굶기 다이어트'는 효과적일까?
> 그렇지 않다. 굶기로 다이어트 효과를 노릴 수는 없다. 실제로 요요현상이 흔하다. 그보다는 균형 잡힌 저칼로리 식단을 짜자.

5. 수돗물보다 생수가 좋은가?

> 대부분의 도시 수돗물은 안전하다. 오히려 수돗물에 미네랄이 풍부하다.

6. 에너지 드링크는 효과가 있는가?

> 다양한 비타민과 미네랄을 함유하고 있음에도 불구하고, 대부분 제품들은 실제로 카페인으로 영향력을 발휘한다고 한다. 어떤 전문가는 차라리 커피 마시기를 권한다.

7. 자기 전에 먹으면 과체중이 된다?

> 정크푸드를 먹는다면 그렇다. 하루 동안 칼로리를 제대로 관리했다면 밤에 어느 정도 단백질 섭취는 괜찮다.

8. 독감예방주사가 오히려 독감에 걸리게 한다?

> 독감예방주사는 비활성 독감바이러스나 바이러스가 전혀 없이 만들어진다. 예방주사가 독감을 만드는 것이 아니다. 통증, 발적, 미열, 두통 등 일시적인 부작용을 오해하는 것이다.

9. 몸집이 클수록 덜 건강한가?

> 꼭 그렇지는 않다. 지방이 많은 비만이라면 문제가 될 수 있다. 자신 스스로 체중에 대해 낙인을 찍지 않는 것이 중요하다. 스스로 뚱뚱하다는 느낌은 실제로 뚱뚱한 것보다 나쁘다.

10. 야채칩은 실제 야채를 먹는 것과 같다?

> 그렇지 않다. 소금과 포화지방이 추가되기 때문이다.

'건강을 잃으면 모든 것을 잃는다'는 말을 수도 없이 들어왔지 않은가? 상식적인 평소 습관을 만들어야 한다. 비평가의 아버지라고 불리었던, 영국의 존 드라이든은 일찍이 '처음에는 우리가 습관을 만들지만, 그다음에는 습관이 우리를 만든다'고 했다. 습관이 당신의 전부인 건강을 지배하게 되는 것이다.

적어도 건강에서만큼은 바른 상식을 거스르지 말고, 또한 잘못된 상식은 바로잡고 올바른 상식들을 가지기를 권한다. 다시 한 번 말하지만, 미국독립보다도 더욱 중요한 것이 당신의 건강이다. 건강이 당신의 모든 것을 지켜주기 때문이다.

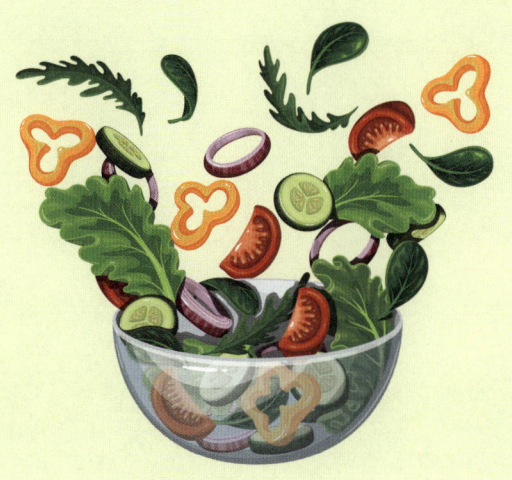

미국독립보다도 더욱 중요한 것이 당신의 건강이다
건강이 당신의 모든 것을 지켜주기 때문이다

건강한
삶을 위한
*50*가지
이야기

Part 2

준비된 부모?
건강한 아이!

21

나는 도대체 몇 살인가?
세 가지 나이와 생명탄생을 위한 나이

필자가 30대 후반에 미국 유타대 의대에서 생식내분비학 연구교수로 있을 때였다. 어느 날 산부인과 주임교수였던 제임스 스콧 교수가 내 나이를 물었다. 서양 사람들은 동양인을 일반적으로 젊게 본다고 하는데 스콧 교수도 나를 상당히 젊게 본 모양이다. 자연스럽게 우리나라 나이로 이야기했더니 깜짝 놀라는 표정이었다.

다음날 주임교수가 다시 나를 찾는다고 해서 가보았더니 꽤 불쾌한 얼굴이었다. 그는 내 이력서를 확인해 보았는데 왜 한살을 늘려서 이야기했냐는 것이다. 마치 일부러 거짓말을 했다는 표정이다. 갑작스러운 질문에 잠시 당황했지만 곧 다음과 같이 답변을 하였다.

"우리나라에서는 어머니 자궁 속의 10개월을 1년으로 간주하여 태어나는 날에 1세가 됩니다."

평소에 태교에 관심이 있었던 터라 자연스럽게 나온 대답이었다. 내 말을 들은 스콧 교수는 미안해하면서도 감탄을 연발하며 그 다음날 전체 교수회의에서 나와 나누었던 이야기를 다른 교수들에게 소개했다. 자궁 속 생명을 존중하는 동양문화에서 배울 것이 많다면서….

곧 설이 다가온다. 나는 몇 살일까? 신정을 기준으로 하면 이미 한 살을 더 먹은 것이 되고 설을 기준하면 아직 나이가 늘어나지 않았다. 새해가 되면 무조건 한 살이 추가되는 것인지 또는 자기 생일을 꽉 채워야 한 살을 더 먹는 것인지에 대한 정답도 아리송하다. 우리나라에서 나이 기준을 언제로 할 것인가는 이렇게 항상 논쟁거리가 돼왔다. 나이를 셈하는 기준이 세 가지나 되기 때문이다. '만 나이'가 있고, '세는 나이'가 있으며 또한 '연 나이'가 있다.

'만(滿) 나이'는 태어난 날부터 1년이 지나면 1세가 되는 것이다. 즉 첫돌이 만 1세로서 생일을 기준으로 하는 셈법이며 국제 표준이자 우리나라 표준이다. 따라서 갓 태어난 아이는 0세이며, 법률적 용어 정의로서는 유일한 개념이다.

'세는 나이'는 날짜와 상관없이 태어난 해를 원년(1살)으로 삼고 새해 첫날에 한 살씩 더해서 나이를 세는 관습적인 셈법이다. 단위는 만 나이와 다르게 '살'이라고 한다. 따라서 대개 한국식 나이라고 하면 만 나이가 아닌 세는 나이이다. 그러니 연말에 태어난 아기가 새해에 두 살이 되기도 하는 것이다. 미국도, 일본도, 심지어 북한도 이런 셈을 하지 않는다고 하니 세계에서 유일한 나이 셈법이 된다.

'연(年) 나이'는 절충된 셈법으로서 만 나이와 세는 나이가 섞인 셈법이다. 세는 나이에서 생일과 관계없이 1살을 빼면 된다. 만 나이처럼 태어날 때는 0세이면서, 세는 나이처럼 이듬해 1월 1일에 나이를 1세씩 먹는 것이다.

정리해 보면, '만 나이'는 대한민국 민법상 공식적인 셈법이며, '세는 나이'는 세계에서 유일한 관습적인 한국 나이로 간주된다. '연 나이'는 절충된 셈법으로서 사회 여러 분야에서 생일을 정확히 알 수 없거나 조사하기 번거로운 경우에 편의상 이용된다. 청소년 보호법, 민방위기본법 그리고 병역법 등에 쓰인다고 한다. 언론사에서도 대부분 '연 나이'로 표기한다고 한다.

아무튼 이렇게 정리해 보더라도, 또 다른 변수인 신정과 설이 있다 보니 그 사이에 태어난 사람은 도대체 내 나이는 몇 살인가 계속 헷갈리게 되는 것이다. 또한 십이지(十二支)에 의해 결정되는 자신의 띠도 헷갈릴 때가 많다. 신정이 지나 구정 전에 태어나면 소띠인지 호랑이띠인지 분별이 애매한 것이다. 자신의 생일을 음력으로 할 것인지 양력으로 할 것인지도 애매해서 생일을 두 번 치르는 경우도 있다고 하니 헛웃음이 나온다.

병원 진료 시 환자들의 나이는 상당히 중요하다. 의무기록지에 자동적으로 만 나이로 계산되어 있으므로 환자의 나이 셈에서 아무런 지장이 없다. 산부인과에서는 정확하게 임산부가 만 35세 이상일 경우를 고령 임신이라고 한다. 만 35세는 세계보건기구(WHO)가 제시한 고령임신의 기준이며 이런 임산부들은 젊은 임산부들보다 임신 중 여러 가지 합병증들이 예상되므로 고위험 임신으로 간주해 관리한다.

일상생활에서 굳이 불편을 끼칠 정도는 아니지만 글로벌 시대를 맞이한 요즈음, 사회적으로도 국민의 나이를 정확히 표현하는 일관된 기준을 세웠으면 한다. '만 나이' 즉, 거의 모든 외국에서와 같이 태어난 후 몇 년 몇 개월로 정확히 표현하는 것처럼, 법률적-관습적-사회적으로 각기 달리 셈하는 모든 것을 통일하였으면 좋을 듯하다.

설을 맞아 고향을 찾아가는 혼기가 꽉 찬 미혼 젊은이 가운데 "도대체 나이가 몇 살인데 왜 아직 결혼을 하지 않느냐"라는 부모님의 재촉에 시달리는 이가 적지 않을 듯하다. 본인들은 한살이라도 어리게 '만 나이'로 이야기할 것이지만, 부모들은 한두 살 더 늘린 '세는 나이'를 강조하며 빨리 결혼하라고 성화일 것이다. 산부인과 의사 입장에서는 여성의 임신과 나이가 관련된 조언을 한마디 더 보태고 싶다. 굳이 고령임산부에서 올 수 있는 여러 가지 합병증 가능성을 강조하기보다는, 가급적 한 살이라도 더 젊은 나이에 배우자를 만나 결혼하고 가능한 한 일찍 아이를 가지라고 권고하고 싶은 것이다.

의학적으로는 여성의 나이가 20대 후반에서 30대 초반에 임신할 때 가장 건강한 아기가 태어난다는 것이 정설이다. 미국의 존 미로스키박사의 연구 결과를 보면 첫아이를 30.5세에 낳는 것이 엄마와 아이의 건강에 가장 좋다.

우리나라의 여러 가지 사회적인 여건 때문에 할 수 없이 결혼을 미루는 젊은이들이 많아 미안한 생각이 앞서지만, 적어도 결혼한 새 신부들만이라도 자신과 아이의 건강을 위하여 가능한 가장 이상적인 출산연령인 30.5세를 기준으로 임신 계획을 세웠으면 좋겠다. 여기에서 30.5세는 물론 만 나이로 계산한 것이다.

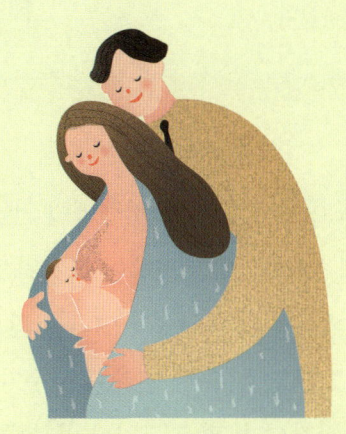

여성의 나이가 20대 후반에서
30대 초반에 임신할 때 가장 건강한 아기가
태어난다는 것이 정설이다

22

임신 출산과 남자 나이는 상관없다고?
남성과 건강한 임신

　　지난번 〈나는 도대체 몇살인가〉 칼럼에서 언급한 '아기 낳기 가장 좋은 엄마 나이' 내용에 대한 반응이 뜨거워서 놀랐다. 많은 독자들의 댓글을 통해 우리나라 여성이 여러 사회 현상 때문에 일찍 결혼하기 어렵고 또한 결혼 후 임신 계획 세우기는 더욱 어렵다는 사실을 뼛속 깊이 실감했다. 평소 고위험 임신 환자를 진료하며 결혼, 임신, 육아, 직장과 가정의 양립 사이에서 고통받는 많은 젊은 이들, 특히 여성들의 애타는 고충을 피부로 느끼고 있기에, 다시금 우리나라의 안타까운 현실에 대해 고민하게 됐다.

　　부부 중에서 임신 후 출산하는 어려움까지 감당하는 측은 물론 엄마이다. 그러나 엄마의 자궁 속에 착상하는 수정란의 반은 아빠로부터 온 것이므로 임신에서 아빠의 역할도 대단히 중요하다. 이번에는 임신에 적합한 아빠의 나이에 대해 다룰까 한다.

남성이 건강한 아기를 갖고 싶다면 다음 세 가지 문제에 대해 알아야 한다.

첫째, '아빠의 나이는 생식 능력, 즉 임신 가능성과 관련이 있는가?'이다. 여성에게서는 임신해서 건강한 아기를 가질 수 있는 기회에 영향을 미치는 가장 큰 단일 요인이 나이인데, 여성의 가임력은 30대 초반에 줄기 시작하고 35세 이후에는 더욱 가파르게 감소한다.

남성의 생식능력도 나이가 많아질수록 감소하며, 따라서 전반적인 임신 가능성이 줄어들고 임신까지 걸리는 시간도 증가한다. 또한 고령엔 특정한 약물 사용이 생식능력을 방해할 수도 있다. 부부에서 불임의 구체적 원인을 분류해 보면 여성이 약 40~50%, 남성이 30~40% 정도이며, 원인을 찾을 수 없는 불임도 10~15% 정도를 차지하므로 전체적으로 남녀의 비율은 근접함을 알 수 있다. 따라서 남성도 자신의 가임 능력에 대해 많은 관심을 기울여야 한다.

둘째, '아빠의 나이는 임신 결과와 아기의 건강에 나쁜 영향을 미칠까?'이다. 연구에 따르면 아빠 연령이 높을수록 부정적인 임신 결과와 아기 건강에 대한 위험이 증가할 수 있다. 자연유산 및 사산의 위험이 약간 증가하며, 조산은 물론 저체중아가 많으며,

신생아에서는 두개골, 팔다리 및 심장의 선천적 결함, 그리고 자폐아 빈도도 약간 증가한다. 임산부에서 임신성당뇨병 증가와도 관련이 있다는 연구 결과도 있다.

셋째, '그렇다면 고령아빠는 몇 세를 기준으로 하는가?'이다. 이에 대한 의학적 기준은 확실히 아직 설정되지 않았으나 학계에서는 40세 이상을 고령 아빠로 간주하자는 의견이 많다. 그 배경은 유전학적 연구 결과에서 나왔다. 아빠 연령의 증가는 아기의 새로운 돌연변이 발생 위험과 관련이 있는데 40세 이후 나이 증가에 따라 서서히 선형적으로 증가한다는 것이다.

기네스 세계기록에 의하면 아이를 가진, 가장 나이 많은 남자는 놀랍게도 92세였다. 로버트 드니로(Robert De Niro), 믹 재거(Mick Jagger)에서 김용건까지 같은 유명 인사들도 황혼기에 건강한 아기를 낳았다. 하지만 의학적 팩트는 정자의 질은 나이가 들면서 안 좋아진다는 사실이다. 건강한 정자의 수 감소와 함께, 손상된 정자가 많아지며 정자 운동성도 감소하는 경향이 있다. 만약 부부의 나이가 모두 많다면 임신하기가 더 어려울 수 있으며 임신 결과도 젊은 부부에서보다 양호하지 않으리라는 것은 쉽게 추측할 수 있는 것이다.

요약해 보면 생식 능력과 임신 결과와 관련하여 우리는 오랫동안 고령은 여성에게만 중요하다고 생각했지만 이제 남성의 나이도 중요함을 알아야 한다.

그렇다면 고령 아빠들은 어떻게 해야 하나. 방법이 있다. 우선 건강하게 먹어야 한다, 둘째 담배를 끊는다, 셋째 술을 줄여야 한다. 넷째 사타구니를 시원하게 유지하면 정자의 질을 개선할 수 있다. 다섯째 스트레스를 최소화해야 한다.

이렇게만 해도 어느 정도 문제점들은 개선될 수 있다. 현재 의학적으로 해결할 수 없는 영역, 예를 들면 돌연변이 발생들에 대한 것들도 향후 의학 발전에 따라 해결될 여지가 있고 산부인과 의사들도 책임감을 가지고 많이 노력하고 있으니 고령이라고 해서 실망하지 않았으면 좋겠다. 물론 고령임산부들도 바른 섭생 노력과 함께 산전 관리를 잘 하면 충분히 건강한 아이를 낳을 수 있다는 희망을 가져야 한다.

그리고 마지막으로, 우리나라에서 할 수 없이 여러 여건 때문에 고령 아빠, 고령임산부가 될 수밖에 없는 사회적 현실은 반드시 개선되어야 한다. 뒤늦게 아기를 가지려고 하지만 뜻대로 되지 않아 애태우는 이들의 절절함은 겪어보지 않고는 모른다.

23

부부 나이 차이는 몇 년이 가장 적절할까?
부부 연령차에 대한 다양한 설명

"선생님, 부부 나이가 많이 차이 나서 임신에 해롭지 않을까요?"

진료실에서 만난 어떤 임산부의 어머니가 근심스럽게 묻는다. 의무기록지를 보니 사위의 나이가 딸보다 10세 정도 많았다. 반면, 자신의 나이가 남편보다 많아 걱정하는 임산부도 있었다. 두 경우 모두 일단 정상적 임신 과정을 유지하고 있었으므로 나이 차이 때문에 걱정할 이유는 없다고 안심시킨 기억이 있다. 부부의 나이 차이는 산부인과 의사들에게 있어서 고령임산부, 고령 아빠와는 또 다른 의학적 관심사가 될 수 있다.

결혼연령에 있어서 가장 이상적인 나이 차이는 몇 살일까? 일부 사회학자들은 남성이 3세 많은 것을 이상적인 나이 차이로 보고 있는데, 그 이유는 양쪽 모두에서 결혼 만족도가 높기 때문이라고 한다. 5~7세 정도의 나이 차이가 좋다고 주장하는 사회학자들도 있다. 5~7세 차이는 자아 충돌이 적어서 결혼생활의 조화를 더 잘 이룰 수 있다는 것이다. 흥미로운 것은 역대 미국 대통령 부부의 평균 나이 차이가 7세로서, 공직생활 동안 부부가 함께 여러 가지 힘난한 길을 헤쳐오면서 결혼생활을 잘 유지해왔던 것도 그들의 주장을 뒷받침한다고 했다.

그러면 남녀의 정서적 성숙도는 얼마나 차이가 날까? 정식 연구 결과는 아니지만 2013년에 영국의 어느 TV 채널에서 남녀에게 설문 조사한 결과, 남성이 여성보다 약 10년 정도 늦었다고 한다. 즉 여성은 일반적으로 32세에 적절한 정서적 성숙에 도달했지만, 남성은 43세에 그 시점에 도달한다고 스스로 답했다.

그렇다면 현재 우리나라 부부의 나이 차는 어떨까? 2020년도 통계청 결과를 보면, 평균 초혼 연령은 남성이 33.2세, 여성이 30.8세로서 2.4세 차이다. 현재 60, 70대의 평균 차이로 조사된 3.4세보다 1세가 줄어들었다. 즉 요즘 세대는 부모 세대나 선배 세대보다 점차 나이 차가 줄어드는 것이다. 통계수치를 더 살펴보면 2020년 서울에서 결혼한 부부 중에서 남성이 나이가 많은 경우가 66%, 동갑이 16%, 여성이 나이가 많은 경우는 18%였다.

특징적인 것은 연하 남편이 증가하고 있다는 것인데 90년대 초에 이미 미국에서는 25%, 이웃 일본에서도 16%를 기록하였다고 하니, 이제 연하 남편 증가도 세계적인 추세로 보인다. 실제 우리나라에서 한국보건사회연구원이 조사한 바에 의하면, 배우자 선택 조건 중에서 1~3위는 남성에서는 성격, 신뢰와 사랑, 건강이었으며 여성은 성격, 경제력, 신뢰와 사랑이었다. 배우자 나이는 남성과 여성에서 모두 하위를 차지한다. 나이는 본인들보다는 부모님들의 관심사로 밀린 것 같다.

진화심리학(Evolutionary psychology)은 인간 행동 연구에 대한 많은 생물학적 접근 방식 중 하나로서, 사람의 생존과 생식에 대하여 마음과 행동이 형성되는 방식을 연구하는 학문이다. 진화심리학적으로 보면 인류가 자손을 재생산하는 생식에 관한 한, 남성과 나이가 젊은 여성의 만남이 유리하다고 알려져 왔다. 이는 예로부터 부부 중 남성이 일반적으로 여성보다 더 나이가 많았던 이유를 설명해 준다. 그러나 현대사회는 마음과 행동이 형성되는 요소들이 너무 많아 진화심리학이 적용될 수 없다고 본다. 보통 사람은 다양한 상황에서 자신과 조건이 비슷하거나 더 좋은 이성에게 사랑에 빠진다. 성격, 직업, 교육 배경, 외모, 경제력 등은 물론 배우자의 가문 및 건강까지 너무 많은 조건이 배우자의 선택에 동원된다. 물론 사랑과 애정은 기본 요소이다.

결론적으로, 남녀의 생물학적 또는 정서적 성숙도가 비슷해야 좋은 것인지, 한쪽의 성숙도가 더 높아야 결혼생활에 좋은 것인지, 더 나아가 몇 살 차이가 적절한가에 대해서는 아직 결론이 없다. 사실 결론이 내려져야 할 사항도 아니다. '나이는 숫자에 불과하다'는 말이 있다. 부부간에 신뢰와 사랑이 있으며 정신적 성숙과 화합이 있다면 나이 차는 남성이 높건 여성이 높건 간에 문제가 되지 않을 것이다. 설령 한쪽이 고령으로서 임신을 걱정한다고 해도 의학적 도움으로 충분히 극복할 수 있다.

원래 결혼이란 서로 다른 사람 간에 관계를 맺은 것이므로 결코 완벽할 수 없기 때문에, 연령 차이로 어떤 갈등이 있다고 해도 부부 마다의 지혜로 충분히 극복할 수 있을 것이다. 누군가는 '결혼이란 우리가 지상에서 저지르고 있는 가장 행복한 잘못이다'라고 시니컬하게 표현했다지만, 결론적으로 부부간의 믿음, 배려와 지속적인 관심은 부부의 삶의 원동력이 돼 부부간 나이 차이를 무의미하게 만들기에 충분하다고 믿는다.

24

아이는 엄마 아빠 중 누구를 더 닮을까?
아기 생김새의 유전

부부가 임신을 하면 궁금해하는 세 가지가 있다.

첫 번째는 '우리 아기는 건강한가'이다. 이것은 사실 궁금하다기보다는 걱정거리였을 것이다. 자연유산 또는 조산 위험과 함께 선천성기형 여부도 걱정하는 부부가 많다. 산부인과에서 정기적인 산전진료를 하면서 대부분 이런 걱정은 사라지게 된다.

두 번째는 태아의 성별이다. 요즘은 과거에 문제가 되었던 남아선호사상이 거의 없어졌다. 대부분의 부부가 호기심 차원에서 태아의 성별을 궁금해한다.

그다음 가장 많은 궁금증은 무엇일까. 바로 '우리 아이는 어떻게 생겼을까?'이다. 임신 중 태아의 얼굴을 입체영상으로 보여주는 3D초음파검사가 있지만 아직은 태어난 후의 실제 신생아 얼굴을 나타내기에는 미흡해 보인다. 자궁 속 태아가 아들이건 딸이건 간에 아빠를 닮을 것인지 엄마를 닮을 것인지는 모든 부부의 많은 관심사가 된다.

　결론부터 먼저 말하면, 아기가 엄마 또는 아빠를 닮는 것은 부모로부터 받은 유전자로 결정되는데, 아기는 부모의 어느 한 편과 붕어빵처럼 닮았을 수도 있고. 부모를 모두 닮았을 수도 있으며, 또는 전혀 닮지 않았을 수도 있다. 그러면 독자들은, 유전된다면서 이게 무슨 소리냐고 할지 모르겠다. 따라서 유전형질과 발현에 대하여 먼저 설명을 하려 한다.

　부모로부터 받은 유전자란 유전정보가 있는 DNA의 특정 부분을 뜻한다. 그 안에 유전형질을 결정하는 유전정보가 저장돼 있다. 그러나 신체 내부의 유전형질은 그대로 외부 모습으로 나타나지 않는 경우가 많다. 왜냐하면 각각 다르게 표현될 수 있기 때문이다. 의학용어로는 이것을 '유전자 발현(Gene expression)'이라고 한다. 같은 유전형질을 가졌다고 해서 항상 똑같거나 비슷한 외모가 나타나지는 않는 것이다. 또한 어떤 특성을 가진 유전자들이 한곳에 모이면 일부 형질은 증폭되고, 일부 형질은 감소되기도 한다.

　부모를 닮지 않는 또 하나의 이유는 유전자 재조합 때문이다. 부부는 각각 46개의 염색체를 갖고 있으며 그중 23개는 무작위로 개별 난자와 정자 세포로 분류된다. 정자와 난자가 결합해 46개의 염색체를 가진 단일 세포가 된 후 계속 분열해 태아를 만든다.

만약 그다음 아이를 낳는다면 어떻게 될까. 동일한 과정이 발생하지만 염색체는 다른 방식으로 뒤섞이게 된다. 이러한 과정을 재조합이라고 부르는데 이렇게 다양한 재조합 과정 때문에 같은 부모의 형제, 자매라도 얼굴이 다르게 보이는 경우가 많은 것이다.

눈 색깔은 어떨까. 눈 색깔은 단일유전자 특성이라서 비교적 예상하기 쉽다. 만약 부모 중 한 쪽이 갈색 눈이고 다른 쪽은 파란색이라고 하면 아기는 대부분 갈색 눈을 가지게 된다. 왜냐하면 갈색 눈의 유전자가 우성인 반면, 파란색의 유전자는 열성이기 때문이다. 물론 꼭 그런 것만은 아니다. 눈 색깔에 영향을 주는 유전자는 최소 8개나 있기 때문에 드물기는 하지만 해당 유전자가 활성화돼 발현되면 눈 색깔은 다르게 나타날 수도 있다.

머리카락 색도 우성을 따르는데 눈 색깔처럼 예측 확률이 높지는 않다. 최근 《네이쳐 제네틱스》에 발표된 논문에 따르면 머리카락 색을 결정하는 멜라닌 생성에 관여하는 유전자가 124개나 있는 것으로 밝혀졌다. 따라서 눈 색깔보다 훨씬 복잡한 유전 형태로 나타난다. 머리카락 색은 모낭 속 멜라닌의 생성과 분포에 따라 흑색, 갈색, 금발, 혹은 빨강 머리 등으로 나타난다. 어두운 색상일수록 우성이며 밝은 색상일수록 열성이다.

사실 눈 색깔과 머리카락 색은 국제결혼을 하지 않는 한 별로 궁금할 이유가 없을 것이다. 눈과 머리카락을 제외한 기타 얼굴을 형성하는 뼈, 근육, 피부 등의 각 조직이 어떻게 형성되는가 하는 것이 사실 더욱 예측이 어렵다. 왜냐하면 얼굴을 형성하는 각 조직 세포는 복잡한 다유전자 형질로 발현되기 때문이다

유전적으로, 태아는 아버지보다는 어머니의 유전자를 더 많이 갖고 있다. 모든 세포 안에 살고 있는 작은 세포 소기관인 미토콘드리아 때문이다. 이것은 어머니에게서만 받는다. 미토콘드리아는 세포의 에너지 생산 공장이다. 그것들이 없으면 세포는 외부에서 제공되는 영양분으로부터 에너지를 생성할 수 없으므로 자라지 못하게 된다. 그러니 어머니는 자궁에서 10개월간 태아를 키운 후에도 아기가 평생 살아갈 에너지원까지 제공하는 셈이다.

그러나 유전자 발현에 있어서는 부모 중 아버지 쪽이 우세하다는 유전학자들의 견해가 많다. 다시 설명하자면 어떤 유전자 양이 많다는 것과, 해당 유전자가 발현되는가는 다른 영역인 것이다. 이 견해와 관련된 재미있는 가설이 하나 더 있다.

일부 진화심리학자들은 예로부터 아기가 아빠를 더 닮았다는 결정은 엄마들이 주로 한다고 하는데 '그래야만 아기가 아빠로부터 더 보호를 받을 수 있었기 때문'이라는 흥미로운 주장을 해 왔다. 결국 부모로부터 "너는 아빠를 많이 닮았어"라는 말을 듣고

자란 아이들이 많으므로 이것이 유전형질 발현 결과로 간주되는 것이라고 볼 수 있다는 것이다. 결국 닮았다는 것은 주관적인 결정이기 때문에, 이와 같은 진화심리학자들의 주장에 대한 동의 여부는 물론 독자들의 몫이다.

만약 "당신은 부모 중 누구와 더 닮았습니까"라는 질문을 받는다면 어떻게 대답할 것인가? "나는 아빠를 조금 더 닮았지만 결국 엄마와 더 관련이 있습니다"가 현명한 대답이 되지 않을까.

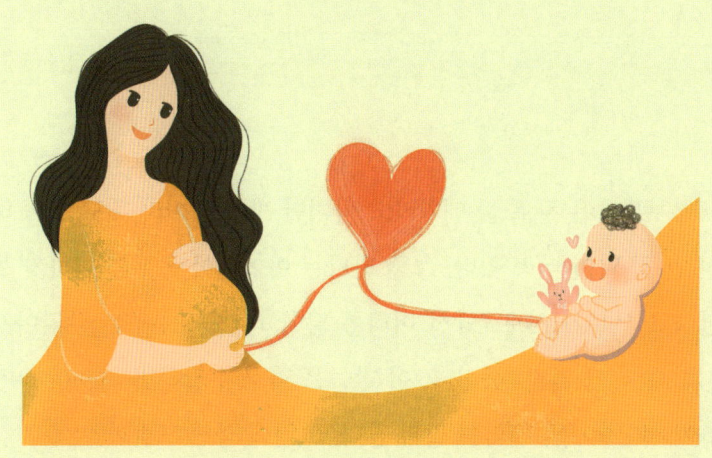

유전적으로, 태아는 아버지보다는
어머니의 유전자를 더 많이 갖고 있다
모든 세포 안에 살고 있는
작은 세포 소기관인 미토콘드리아 때문이다

25

IQ=지능 아니고, IQ도 계속 바뀐다
지능의 형성과 변화

부부싸움은 칼로 물 베기라고 하지만 싸움 중이라 해도 절대 해선 안 될 말이 더러 있다. 그중 하나는 아이들이 공부를 잘하지 못한다고 부부가 서로 "당신 머리를 닮아 그래" 또는 "누굴 닮아서 저렇게 IQ가 낮지" 등이다. 이 말들은 바꾸어 말하면 지능이 유전자에 의하여 유전된다는 말과 같다. 그런데 과연 그럴까?

인간의 지능은 무엇이 결정하는가? 수많은 과학자들이 이와 관련된 연구에 매달리고 있다. 사실 지능은 복잡한 특성을 가지기 때문에 연구 결과를 쉽게 내놓기 어려운 영역이다. 지능에 대한 대부분의 정의에는 경험을 통해 배우고 변화하는 환경에 적응하는 능력도 포함되기 때문이다. 지능의 요소에는 추론, 계획, 문제해결, 추상적 사고, 복잡한 아이디어 이해 능력 등이 포함된다. 따라서 지능은 다양한 방식으로 정의되고 측정될 수 있어야 하는데,

대부분의 연구에서는 IQ(Intelligence quotient, 지능지수)라는 단순한 지능 척도에만 의존해 왔다.

아무튼 본격적으로 지능 관련 연구에 불을 지핀 이들은 미국의 학자들이다. 미국 하버드대의 리처드 허른스틴과 찰스 머레이 교수는 그들이 1994년에 펴낸 저서 《벨 커브》에서 IQ의 유전 가능성이 최소 60%, 최대 80%라고 주장했다. 그 후, 이 주제는 여러 학자들의 뜨거운 논쟁거리가 되었지만 다수의 학자들이 이들의 결론에 동조하는 비슷한 논문들을 연이어 발표해 마치 '지능은 대부분 유전된다'가 사실처럼 받아들여지게 됐다. 이 학자들을 지능연구에 대한 하바드학파라고 불러도 좋겠다.

그러나 3년 후인 1997년, 피츠버그대 의대 정신과 교수인 버니 데블린, 마이클 다니엘스, 캐슬린 뢰더 박사는 《네이처》에 발표한 논문에서 지능에 대한 유전자의 총 효과를 측정하는 '광의의 유전성'이 아마도 48%일 것이라고 했다. 그들은 그동안 발표됐던 212개의 이전 연구 결과를 총망라했으며 특히 태어난 후 떨어져 살았던 일란성 쌍둥이를 포함시킨 연구 내용들을 중점 분석했다. 이것은 연구 방법에 큰 의미가 있는 것이다. 그들은 모성 환경이 같았던 성인 쌍둥이 간의 지능에 현저한 상관관계를 밝혀내었는데, 즉 이 연구는 여러 가지 환경 중에서도 자궁 내 환경이 지능에 어떤 영향을 미치는가에 적합한 연구모델이었던 것이다.

그 결과 유전성의 측정값이 50% 미만, 즉 48%라고 결론을 내린 것이다. 그러면서 진화론적 논증을 더 하면 최소 34%까지도 내려간다고 하였다. 즉 그동안 유전 성향이 훨씬 높았다는 하버드학파들의 연구 결과를 뒤집은 것이다. 이 논문이 발표된 뒤 세상의 많은 보통 부부들은 안도의 숨을 내쉬었을 것이다.

이 연구 결과는 당시 미국의 세계적 시사주간지인 《뉴스위크》에 크게 소개돼 많은 관심을 끌었는데, 당시 영국에서 연구 중이었던 태아 프로그래밍(Fetal programming) 학설과 맞물려 엄마의 자궁 내 환경이 지능뿐 아니라 평생건강에 영향을 미친다는 큰 이론으로 발전하기 시작했고, 현재 그 이론은 태어난 이후의 환경 영향을 연구하는 대부분의 학자들에 의해서도 받아들여지고 있다. 따라서 우리는 태아환경 즉 임신 중 자궁환경, 나아가 모성환경을 개선하면 인류의 지능을 크게 높일 수 있다는 결론에 도달하게 된다. 필자가 일찍이 태교에 심취한 것도 사실 이 근거에서 시작되었다.

물론 아직도 많은 과학자들이 지능의 유전성에 대한 연구를 진행하고 있다. 어떤 연구에서는 게놈(Genome)의 특정 영역이 지능과 연관되어 있는지를 보기 위해서 많은 사람들의 전체 게놈에 걸친 유전자변이를 조사했지만, 지능의 차이에 중요한 역할을 하는 유전자를 결정적으로 확인하지 못했다. 지금까지의 연구 결과는

'아마도 많은 수의 유전자가 관련되어 있을 가능성이 높으며, 각 유전자는 개인의 지능에 약간만 기여할 것으로 추정된다'는 정도이다.

자신의 지능지수가 낮다고 실망하는 사람들이 많을 것이다. 그러나 그것은 당신의 지능이 낮은 것이 아니다. 말 그대로 단순히 지능지수(IQ)가 낮게 측정된 것이다. IQ만으로는 당신의 창의력, 인내심, 공감능력, 순발력 등 살아가기에 필요한 모든 역량들을 평가하기에는 너무나 부족하다. IQ는 보통 청소년기에 측정한 점수를 그대로 자신의 평생 IQ로 알고 있는 경우도 많다. IQ를 어린 시절 한 번 측정하면 크게 변하지 않는다고 오랫동안 믿고 있는 사람들이 많지만 그렇지 않다. 2011년 과학전문지《네이처》에 게재된 연구 결과에 따르면 IQ는 4년 동안 21점이 올라가거나 18점이 떨어지기도 하는 것이다.

더욱이 미국 피츠버그대 정신과 레베카 프라이스 교수는 사람의 뇌는 신경가소성(Neuroplasticity)이 있다고 하였는데, 이것은 뇌가 스스로 변화하는 능력을 말한다. 뇌에는 경험을 암호화하고 새로운 행동을 배우는 메커니즘이 있다는 것이다. 의학적으로 표현하면, 학습에 대한 응답으로 뇌가 새로운 뉴런을 형성하고 뉴런과 뉴런 사이는 새롭게 연결되는 것이다. 프라이스 교수는 뇌의 변화 능력과 새로운 신경세포는 60~70대 연령에도 만들어질 수 있으므로

'IQ는 성인기에도 얼마든지 높아질 수 있다'고 주장한다. 일부 과학자들은 치매 연구에도 이 이론을 응용하고 있다.

결론적으로 지능은 유전보다는 환경 영향을 많이 받는다. 태어난 후 발육되는 가정환경도 중요하고 교육과 사회활동도 중요하다. 또한 임신 중의 자궁 및 모성환경과 지능발달이 관련 있다고 강조하는 여러 논문들의 결과도 주목해야 할 것이다.

그리고 한마디 더 보태자면 우리의 삶에 IQ는 그리 중요한 것이 아니라는 것이다. IQ가 높건 낮건 그것은 단순한 측정 값일 뿐임을 인식했으면 좋겠다. IQ 높은 범죄자들도 얼마나 많은가? IQ 높은 리더를 만나면 항상 행복하였는가? IQ에 대한 절대적 믿음과 환상이 있었다면 우선 이것부터 버리면 어떨까? 당신이 세상을 살아가는 능력은 지능으로 결정되는 것이 아니며 또한 지능은 결코 단순한 지능지수(IQ) 만으로 표현될 수 없기 때문이다.

26

결혼하면 독신보다 오래 산다고?
결혼과 수명의 관계

많은 사람이 진실처럼 믿어온 사실들이 있다. 한때는 당연하게 여겨졌어도 세월이 지나면서 근거가 없어지거나 약화되는 경우들도 있다. 근거가 약해진 것 가운데 대표적인 것이 아마도 '독신자의 수명이 기혼자보다 짧다'는 것이 아닐까. 이에 대한 믿음은 많은 독신자를 더욱 외롭게 만들어 왔다.

지금까지 결혼생활은 건강을 향상시키는 것으로 알려져 왔다. 부부가 서로 아플 때 돌봐주거나 의사에게도 같이 방문하는 경우가 많기 때문에 당연하게 여겨진 믿음이다. 함께 생활함으로써 부부는 공유 자원을 사용할 수 있고, 성적 및 정서적 친밀감을 향유할 수 있다. 부부의 친지와 친구 간 교제 및 일상적인 상호 작용의 이점을 얻을 수 있다. 즉, 결혼은 기대수명을 연장시키는 것으로 확인된 최초의 비생물학적 요인 중 하나였다. 결혼은 또한 더 많은 사회적, 물질적 지원을 제공하는 환경이 되기에, 심지어 수명에 대한 '결혼보호효과(Marriage protection effects)'라는 단어가 등장하기도 했다. 또한 기혼자는 독신자보다 정신적, 정서적 건강도 더 나은 경향이 있다고 믿어져 왔다.

이런 이유들 때문에 40~50년 전인 1970년대만 해도 기혼자들은 미혼자들보다 건강면에서 유리했다. 당시 조사된 여러 자료에 따르면 기혼자들이 7~15년 더 오래 살았다. 그러나 최근 추세를 보면 적어도 건강과 수명의 측면에서 기혼자와 독신자의 차이는 좁혀지고 있다.

여기에서 짚고 넘어가야 할 문제는 독신자에 대한 정의이다. 흔히 독신자라고 하면 결혼을 하지 않은 사람부터 결혼 후 이혼 및 사별을 한 사람까지 같이 포함하는 것이 문제였다. 통계적으로 이혼 및 사별로 독신이 된 사람들이 결혼한 사람들보다 수명이 짧다는 것은 여러 연구 결과들이 뒷받침하고 있는 사실이다. 그러나 결혼한 경험이 없는 독신자들은 다르다. 그들의 수명은 기혼자들과 비교해서 약간 짧거나 비슷했다. 그럼에도 불구하고 그들은 '모든 독신자'에 포함되어 통계처리가 되거나, 또는 별도로 통계가 이루어졌더라도 '이혼 및 사별자'로 오인되기 일쑤였다.

아무튼, 현재 모든 독신자의 수명은 길어지고 있다. 사회적으로 건강을 돌봐줄 여러 제도와 여건들이 마련되어 있기 때문에 건강 유지에는 이제 독신이라고 해서 특별한 불이익이 없는 것이다. 또한 독신자들은 자신의 건강에 보다 많은 관심을 갖고 있으며, 배우자가 없더라도 스스로 많은 의료 자원을 찾아 이용할 수 있게 되면서 수명 차이가 줄어들고 있는 것이다.

또한 기혼 부부 모두 양호한 결혼 환경에 있다고 볼 수도 없다. 열악한 관계의 부부도 많으며 그때는 오히려 긴장과 스트레스를 유발하여 건강이 좋지 못한 환경이 될 수도 있다. 실제로 미국 텍사스대 인구연구센터 사회학과 데브라 엄버슨(Debra Umberson) 교수팀의 연구 결과 결혼생활의 질이 좋지 않으면 시간이 지남에 따라 부부 모두에게 신체-정신적 건강에 부정적인 영향을 미친다고 경고한다. 특히 여성의 건강에 더욱 불리한 환경이 될 수 있다고 하였다. 그들은 '당신은 나를 아프게 합니다(You make me sick)'라는 제목의 연구 결과도 발표한 적이 있다.

현대사회로 올수록 독신주의자가 늘고 있고, 세계적으로 결혼의 정의도 바뀌고 있다. 정식 결혼이 아닌 동거관계도 많으며 동성결혼도 늘어나고 있다. 2018년 영국 사우샘프톤(Southampton)대 사회학과 브리아나 페렐리-해리스(Brienna Perelli-Harris) 교수는 결혼과 건강 사이의 긍정적인 연관성은 인과 관계를 나타내는 것이 아니라 선택에 의한 것일 수 있다는 논문을 발표했다.

그동안 결혼과 동거가 비슷하게 건강에 도움이 될 수 있다고 믿어 왔는데 사실은 동거관계는 결혼관계보다 건강에 별 도움이 되지 않았다는 것이다. 즉, 남녀가 같이 산다는 사실만으로 과연 건강에 도움이 되는가에 의문점을 던지는 연구 결과인 것이다.

우리나라에서 조사된 흥미로운 자료가 있다. 2019년, 서울대병원 이지혜, 심진아, 윤영호 연구팀은 한국인 1,000명의 건강 상태와 기대수명을 조사해 국제학술지 《아시아간호연구(Asian Nursing Research)》에 발표했다. 기대수명이란 0세 출생자가 앞으로 생존할 것으로 기대되는 평균 생존연수이다. 그 결과, 기대수명에 영향을 주는 요소는 소득과 결혼 여부, 사회적 건강으로 나타났다. 소득이 높을수록, 사회적 건강이 좋을수록 기대수명이 높았는데, 흥미로운 것은 독신자가 기혼자에 비해 기대수명이 1.4배 높았다는 것이다. 독신자는 혼자 살더라도 더욱 건강을 위해 노력할 것임을 짐작게 하는 대목이다.

실제로 결혼한 적이 없는 사람들이 가장 많은 운동을 하는 것으로 나타났다. 2008년 미국 메릴랜드 인구연구센터의 케이 노마구치(Kei Nomaguchi)와 수잔 비앙키(Suzanne Bianchi) 박사가 미국 국민건강면접조사(National Health Interview Survey) 자료를 이용해 발표한 광범위한 연구 결과를 보면 미혼자가 가장 많은 운동을 하고 있으며, 더욱이 이혼한 사람들도 기혼자들보다 운동을

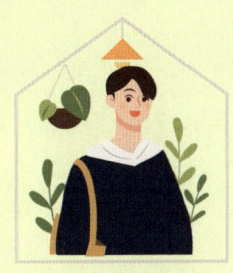 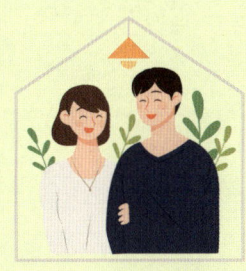 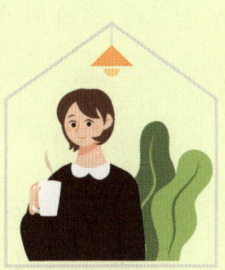

최근 추세를 보면 적어도 건강과 수명의 측면에서
기혼자와 독신자의 차이는 좁혀지고 있다

더 많이 했다고 한다. 운동시간은 여성보다 남성이 많았다. 최근 연구에서는 기혼 남성과 여성은 미혼인 사람보다 과체중과 비만일 가능성이 더 크다는 결과들도 있다.

'독신자는 단명한다'는 것은 이제 근거 없는 믿음으로 보아야 한다. 독신자들의 마음을 상당히 아프게 했던 불확실한 사실이었다. 어느 저출산 극복 관련 토론회에서 특히 젊은 미혼자들에게 이런 잘못된 믿음까지 강조하면서 결혼을 부추기는 어처구니없는 경우도 보았다. 이제 그런 일은 없어야 하겠다.

27

아기 못 가져 눈물…
부부 웃게 한 뜻밖의 비법은?
심신의학과 임신

 심신(心身)이라는 것은 마음(心)과 몸(身體)을 한 단어로 나타내는 말이다. 사람의 몸과 마음은 둘이 아닌 하나이다. 몸과 마음의 정보는 하나로 공유돼 있는 것이다. 사람은 몸과 마음이 다 같이 중요하다는 것을 알면서도 정작 눈에 보이지 않는 마음보다는 실제로 보이는 몸의 존재를 더욱 믿으려 하는 것 같다.

 젊은 부부가 같이 진료실에 들어왔다. "어떻게 오셨지요?" 하고 물으니 "임신이 잘 안돼서요"라고 한다. "얼마 동안 임신을 시도해 보았지요?"라고 다시 물어보니, "13개월간 꼬박 시도해 보았습니다"라고 정확하게 대답한다.
 13개월? 의사를 긴장시키는 대답이다. 대부분의 환자는 6개월, 1년 또는 2년 등으로 대답하는데, 이렇게 개월 수를 꼭 집어 대답하는 경우는 흔치 않다. 피임하지 않는 부부가 12개월간 임신이 안 되면 의학적으로 '난임'이라고 한다. 이 부부는 12개월 이후 1개월이 지나자마자 본인들이 스스로 '난임'으로 자가 진단하고 다른 병원에서 여러 가지 검사를 한 뒤 다시 필자의 병원을 찾은 것이다. 직업을 물어보니 부부가 모두 전문직이며 상당히 날카로운 인상으로 한눈에도 부부가 모두 스트레스가 많아 보였다. 부부는 내가 질문했던 모든 사항에 대해 미리 준비한 듯 또박또박 대답했다.

부부가 다시 묻는다.
"선생님, 어떤 검사를 더 해야 하지요?"
그동안 타 병원에서의 검사기록을 찬찬히 살핀 뒤 이야기해 주었다.
"두 분의 검사 결과는 완전히 정상입니다. 더 이상 검사가 필요치 않습니다. 다만 두 분 모두 스트레스가 많아 보이는군요. 명상이나 요가 등으로 우선 마음을 다스려 보시지요."

부부가 눈을 동그랗게 뜨고 마주 보더니 다시 묻는다.
"아니, 선생님이 더 확실한 검사를 해주실 것 같아서 이 병원에 왔는데 검사가 없다니요. 명상이나 하면서 그냥 이대로 기다려야 한단 말씀이세요?"
"그래요. 두 분 모두 몸에도 이상이 없고, 지금까지의 검사에도 아무런 이상이 없어요. 추가검사는 필요 없으니 스트레스를 받지 말고 여유 있게 몇 개월 더 기다려 보세요"

부부가 실망한 듯 서로를 쳐다보고 있다. 계속 이야기를 해주었다.

"두 분은 임신이 안 된다는 사실 자체에 너무 스트레스를 가지고 있어요. 자신과 배우자에게도 서로 실망하고 있지요. 자신의 몸에 대해 우선 자신감을 가지고, 서로 믿고 격려하면서 임신이 된다는 확신감을 가지세요"

난임 극복에서는 스트레스를 가지지 않고 마음을 편안히 하는 것이 우선되어야 한다. 고개를 갸우뚱거리며 진료실을 나간 그 부부는 불과 3개월 뒤 임신이 돼 진료실에서 기쁘게 웃으며 다시 만나게 되었다.

그런데 위와 같이 권유하면서 '괜찮다'고 여러 번 이야기를 해도 다시 한번 검사를 해달라는 환자가 더욱 많은 것이 문제이다. 그래도 검사 결과가 달라지는 경우는 거의 없다. 그럼에도 불구하고 또 다른 병원을 전전하며 검사를 반복하는 환자일수록 임신까지의 기간은 늘어만 간다. 어떤 병이라도 환자들은 의사의 말을 신뢰할수록 치료율이 높아진다는 사실을 알았으면 좋겠다.

자연임신을 해도 저절로 유산이 되는 환자들도 있다. 자연유산을 2, 3회 이상 반복하는 것을 '습관성 유산'이라고 하는데 원인불명이 50%에 이른다. 그동안 의학계에서 확립된 습관성유산 원인들

중에서는 부모의 염색체이상, 태반혈관을 응고시키는 항인지질증후군, 쌍각자궁을 비롯한 각종 자궁기형 및 자궁경부무력증 정도만이 보편적으로 인정되고 있다. 이중 자궁경부무력증은 조산의 중요원인이 되기도 한다. 위의 중요 원인과 기타 원인을 모두 합해도 습관성유산의 원인이 찾아지는 경우는 50% 미만이다.

갓 전문의가 되었던 시절, 갖가지 검사를 해봐도 원인을 밝혀내지 못했을 때 환자들에게 다음과 같이 애매하게 이야기했었다.
"정확한 원인을 찾기 어렵습니다. 원인 규명 없이 치료할 수는 없지요. 그러니 일단 다시 임신을 시도해 보시지요."
어깨가 축 늘어진 채 돌아가는 환자의 뒷모습에 의사로서의 자괴감이 가득했었다.

그러나 경험이 점차 쌓인 요즘은 다음과 같이 이야기해 준다.
"현대의학을 총동원해서 각종 검사를 했는데도 나타나는 원인이 없으니 환자분은 정상입니다. 걱정하지 마시고 다음 임신을 준비하세요."
안심하고 돌아간 환자들의 예후는, 원인이 밝혀져서 해당 원인을 치료한 후의 환자들과 임신 성공률이 비슷하다. 원인 불명의 습관성유산 치료를 절망이 아닌 긍정적 희망으로 여기도록 돕는 것, 이것은 바로 환자의 마음을 치료하여 마인드 에너지를 북돋아 주는 것이다.

실제로 외국 의학계에서도 전체 습관성유산의 가장 많은 요인으로 지목되는 '원인 불명'일 때 이른바 'Tender loving care(따듯한 사랑의 보살핌)'만으로 만족할 만한 결과를 얻은 경우들이 속속 보고되고 있다. 습관성유산 경험이 있는 여성들은 대부분 불안감이 상당히 높으며 임상적으로 우울하기 때문에 이러한 심리적 지원이 우선돼야 하는 것이다.

위와 같은 산부인과 영역뿐 아니라, 현대의학적으로 모든 질병에 대한 치유 가능성이 어느 레벨로 진전하든지 간에, '첨단기술과학'과 '부드러운 사랑의 보살핌'이 현명한 조화를 이루기 위해 의사들도 항상 주의 깊게 듣고 상담하는 데에도 심혈을 기울여야 할 것이다. 몸이 과학으로 치료됨과 동시에 마음은 사랑의 보살핌으로 치유되는 것이다. 이것이 바로 심신의학의 배경이다.

옆 진료실의 후배 의사가 언젠가 나에게 그랬다.
"아니 선배님, 환자에게 '명상'만 하라고 하면 진료비를 어떻게 받지요?"
물론이다. 처방전에 '명상이나 요가를 하루에 한 시간 이상 하시오'라고 적으면 병원 수입은 기본 진찰료 외에 하나도 발생하지 않는 것이다.
"건강보험공단에 돈이 쌓이겠지요"라는 내 말에 후배 의사도 씁쓸하게 따라 웃었다.

28

"자궁기형 며느리 임신 가능?" 따져묻던 시어머니

신체장애와 기형, 비정상

어느 신혼부부가 양가 어머니와 함께 필자 진료실을 방문한 적이 있다. 다른 병원에서 자궁 기형 진단을 받아 필자에게 확진 받으려고 온 것이다. '며느리가 자궁기형이라는데 임신이 가능하겠느냐?'는 시어머니의 물음에는 '저런 몸으로 어떻게 시집을 생각을 했느냐'는 힐난이 담겨 있었다.

친정어머니는 안절부절못하고 있었고. 부부가 가져온 자궁조영술, 자기공명영상(MRI) 등 자료를 보니 쌍각자궁이지만 심한 편은 아니었다.
"자궁 모습이 정상 범주에 듭니다. 임신하는 데 별문제 없으니 안심하세요."

그러자 시어머니가 '자궁기형이라는데 교정 수술을 해야 하는 것 아니냐'며 못 미덥다는 듯 따져 물었다. 그래서 다시 이야기해 주었다.

"기형이라는 말은 쓰지 마세요. 여성의 얼굴이 다 다르게 생긴 것처럼 자궁도 모두 다르게 생겼습니다. 며느님의 자궁은 하트 모양으로 아주 예쁘게 생겼습니다. 정상 기능을 할 수 있으니 수술도 필요 없습니다."

이 말에 시어머니를 비롯한 모든 가족이 안심하고 돌아갔다. 물론 그 신혼부부는 이후 정상 임신을 했고 자연분만으로 건강한 아기를 출산했다. 신체 일부를 정상과 기형이라는 이분법으로 구분하는 바람에 많은 사람들이 고통받고 있다. 필자는 며느리의 자궁을 기형이라고 구박한 시어머니의 마음이 오히려 기형이 아닌가 한다.

매년 태어나는 아기의 2~5%는 선천성기형을 가지고 태어난다. 가벼운 기형까지 합하면 생후 5년 이내 발견되는 누적 발생률은 15%나 된다. 기형의 의미는 보통 정상적인 형상과 다른 것을 뜻한다. 보다 더 구체적인 의학적 정의는 생물의 구조의 차이와 변화 범위의 한계를 벗어난 '형태학적 이상'이다. 그런데 사실은 기형이라는 단어가 비정상, 이상, 변형, 불구, 장애 등의 부정적 단어들의 뜻과 혼동되어 사용되는 것이 더욱 문제이다. 그러니 부디 기형이라는 단어의 사용을 자제했으면 좋겠다.

기형으로 불리려면, 우선 '비정상' 또는 '형태학적 이상'이어야 한다. 그런데 그 정의의 범위가 모호할 때가 많다. 숫자로 셀 수 있는 손가락이나 발가락은 5개를 정상으로 본다. 따라서 6개라면 통상적으로 부르는 기형이 맞다. 그러나 이 경우에서도 '여섯 손가락'으로 부를 수 있다. 4개라면 '네 손가락'으로 부르면 된다. 굳이 '손가락 기형'이라는 말을 사용하지 않아도 된다. 숫자로 셀 수 없는 형태학적 차이에서는 기형이라는 단어를 사용하기가 더욱 부적절하다. 어느 정도까지를 형태학적으로 정상으로 정의해야 하는지 모호하기 때문이다. 또한 기형과 변형은 다른 것인데 대부분의 변형을 기형으로 표현하고 있는 경우도 다반사이다. 즉 임신 중 간혹 나타날 수 있는 태아 발의 내반족(또는 곤봉발, club foot)은 단순 변형이다. 단순히 발이 발목에서 안쪽으로 회전해 있는 모양을 보이는 변형일 뿐, 기형이 아니며 출산과 함께 물리적인 힘이 제거되면 대부분 저절로 원상 회복된다. 이런 일시적 변형도 사전을 찾아보면 버젓이 '출생 시 기형'으로 표시되어 왔던 것이다.

성형외과는 원래 기형을 교정해 주는 외과 영역이다. 선천적 또는 후천적인 변형 또는 기형을 형태로나 기능적으로 정상에 가깝도록 수술로 교정하는 임상의학이다. 신생아의 윗 입술이 갈라진 구개순(언청이) 교정수술은 형태와 기능 회복을 위한 진정한 성형수술이다. 그런데 코가 낮아서 콧등을 높여주는 성형수술을 했다고 치자. 그러면 코가 기형이라서 수술한 것이 아니다. 단지 자신의 코 형태가 마음에 들지 않았을 뿐이다. 눈은 또 어떤가? 쌍꺼풀 성형수술이 정말 많이 성행하고 있는데, 그렇다면 그 사람들은 모두 기형이었단 말인가?

뇌동맥의 어느 부위가 부풀어 오르는 뇌동맥류를 설명하면서 '소리 없는 머릿속 시한폭탄인 뇌동맥류 기형'이라는 기사 제목을 언론에서 많이 본다. 그러나 이런 글은 의학계 권고안에서도 사용하지 않는 문장이다. 기형이라는 단어 자체에 환자는 많은 불안과 공포를 느끼기 때문이다.

산부인과 영역의 '자궁기형'은 여성의 10% 정도에서 나타나는 비교적 흔한 질환이다. 발생학적으로 자궁은 양쪽의 뮐러관이라고 불리는 생식관이 중앙에서 모이며 서양배 모양이 만들어진다. 그런데 자궁 하부의 생식관만 접합되면 자궁 윗부분이 소의 뿔처럼 양쪽으로 벌어져 마치 하트 모양을 보이게 되는데 이것이 바로 위에 언급한 쌍각자궁이다. 쌍각자궁은 그 정도에 따라 유산 및 조산 등의 원인이 될 수 있지만 임신 전 자궁성형수술이 필요한 경우는 매우 드물다. 임신 후에는 조산예방을 위해 자궁경부 원형결찰수술 등이 필요할 수도 있다.

우리나라는 예로부터 지능이 부족한 사람들 그리고 신체 일부가 기형인 사람들, 또는 잘 못 듣고 잘 못 보는 장애인을 대상으로 잔인하게도 '병신'이라는 말을 참 많이 써왔다. 몸이 멀쩡한 사람들도 심하게 싸울 때 서로 '병신'이라는 말을 너무 쉽게 내뱉는다. 불과 몇 년 전까지만 해도 60갑자 병신년(丙申年)인 해에 그 단어를 패러디하여 장애인과 여성을 고통스럽게 했다. 당시 SNS에 회자된 '병신년에는 병신년들을 몰아내자'라는 글이 떠돌면서 많은 사람들을 탄식하게 만들었다. 이것은 그야말로 혐오 단어이며, 사회문화적 기형 현상이다. 우리는 사람의 외형적인 모습보다는 내면이 더 중요하다고 배워왔다. 사람에서는 비뚤어진 욕망, 비뚤어진 마음들이 바로 기형인 것이다.

사실 많은 사람들은 자신과 같지 않다면 이해할 수 없는 경우가 대부분이다. 또한 직접 경험하지 못했다면 기형에 대한 편견과 무시를 쉽게 가질 수 있는 것도 사실이다. 그러나 한걸음 뒤에서 보면 기형은 숨겨진 또 다른 자신의 모습일 수도 있다. 부디 기형, 변형 등에 대해 이해의 폭이 넓어지기를 바란다.

기형이란 사람의 발생 과정에서의 자연스러운 생물학적 현상이다. 그보다 기형적인 모습의 현실에 더 큰 관심을 가지면 어떤가. 우리 현실에 얼마나 많은 기형적인 현장이 많은가. 그것은 기형 형태의 교육현장일 수도 있고, 기형적인 의료체제일 수도 있으며, 기형적인 직장조직일 수도 있다. 더 크게 본다면 기형적인 민주주의도 있다.

미국 애리조나대에 설립돼 있는 NCDJ(국립 장애 및 저널리즘

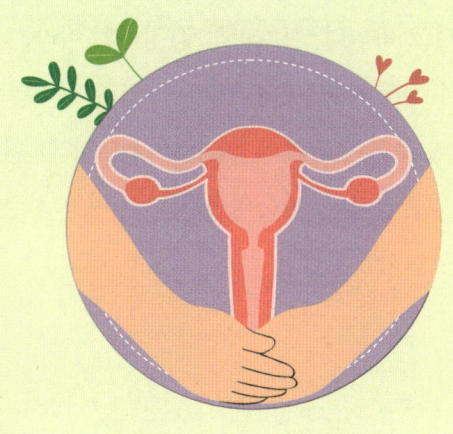

'자궁기형'은 여성의 10% 정도에서 나타나는
비교적 흔한 질환이다

센터, National Center on Disability and Journalism)는 '장애가 없는 사람은 정상인인가?'라는 묵직한 물음을 던진다.

그들은 비정상(Abnomal)이라는 단어는 검사수치 평가에서나 사용하고, 특히 기형(Deformed)이라는 단어는 사람을 설명하는 형용사로 사용해서는 안 된다고 강조한다. '장애'라는 단어도 버리기를 권장한다. 그러면서 '장애'라는 것은 신체적 변화로서 다만 '다름'을 의미한다고 하였다. 불가피하게 '장애인'이라는 단어를 사용하려면 반드시 정상인을 '비장애인'이라고 표시하라는 따끔한 지적도 있다. 특히 우리 언론계에서 귀담아들어야 할 이야기로 생각된다. 한마디 덧붙인다면, 마음의 장애도 없어야 진정한 비장애인이 되는 것이 아닐까?

29

명절 문화도 출산율에 영향 미칠까?
가부장적 문화와 출산율

10여 년 전쯤, 국회에서 열렸던 저출산 대책 간담회에서 주제발표를 한 적이 있다. 발표를 끝내고 토의시간이 왔다.

"의원님들께 제안 하나 드리겠습니다."
"무슨 제안이지요?"
"법을 하나 만들어 주세요."

법을 만들어 달라는 제안을 한다니까 여러 국회의원들께서 관심을 보인다.

"무슨 법이 필요하지요?"
"다름 아닌 '회식금지법'입니다."
"예? 무슨…."

의아해 하는 의원들에게 다시 말을 이어갔다.

"회사를 다니는 신혼부부들에게 회사에서 저녁회식 금지법을 만들어 달라는 것입니다."
"예? 그 이유는요?"

황당한 웃음을 짓는 의원들께 자세히 설명을 해주었다.

"신혼부부들은 대체로 회사에 갓 입사한 사람들이 많을 것입니다. 이런 분들은 회사의 상사들이 회식에 오라고 하면 반강제적으로 참석할 수밖에 없습니다. 신혼부부들이 가정에 충실할 수 있는 기회를 빼앗는 것입니다."

황당해 하던 의원들은 물론, 참석자들도 웃음기를 거두고 경청하기 시작하였다. 다시 말을 이어갔다.

"부부가 만날 기회가 적어지면 출산율이 올라갈 리가 없습니다. 또한 아기가 있는 부부는 육아의 어려움이 상상 이상으로 큰데 회식에 참석하라고 하면 육아의 부담이 더욱 커질 수밖에 없습니다. 특히 여성들이 더욱 고통받습니다. 따라서 육아휴직제도를 대폭 늘려야 하며 특히 남성들에게도 육아휴직의 기회를 넓혀주어야 합니다. 이런 제도가 만들어지지 전까지는 일단 부부들에게 귀가라도 빨리 시켜주어야 합니다. 첫아이의 육아가 힘들어지면 다음 아기를 낳을 의욕이 없어지게 되기 때문입니다. 그러니 출산율이 내려가는 것은 당연한 이치이지요. 따라서 신혼부부들의 저녁회식을 금지시켜서라도 가정에 빨리 귀가할 수 있도록 해야 합니다."

그야말로 국회 간담회에서 엉뚱한 제안을 해본 것이다. 장난기 있는 제안이라고 생각했던 대부분의 참석자들도 말뜻을 알아듣고는 자리를 고쳐앉았다. 물론 이런 법이 만들어질 수는 없다. 현장 중심 대책을 세워야 한다는 주장을 이런 비유라도 들어서 해본 것이었다.

그런데 그로부터 십수 년이 지난 오늘날, 저출산 대책 중에서 남편의 육아휴직제도가 조금 개선되기는 하였지만 큰 틀에서 눈에 뜨이게 달라진 현장중심적 제도는 아직도 보이지 않는다.

다시 현장으로 돌아가 보자. 산부인과 외래에서 흔히 겪는 일이다. 첫 아기를 낳은 여성이 검진차 외래를 방문하였다. 진료가 끝난 후 임산부에게 "이제 둘째 아기 계획을 세우셔야지요?" 하고 물으니 뜻밖의 대답이 돌아온다.

"아니요. 절대로 둘째는 갖지 않을 겁니다."
"예? 퇴원할 때 둘째도 가질 계획이라고 하시지 않았나요?"

"그때는 그랬지만 너무 힘이 들어요."

한숨을 푹 쉬더니 대답이 이어진다.

"아기 아빠가요 글쎄, 아기 낳으면 자기가 엄청 도와줄 거라고 이야기했었는데, 아무것도 도와주는 것이 없어요. 직장에서 일찍 들어오는 것도 아니고…. 그래서 제가 직장을 포기하고 첫째 아기를 돌보고 있어요. 그러니 어떻게 둘째를 가질 수 있겠어요?"

아기를 낳는 여성을 진료하는 산부인과 전문의로서 현장에서 느끼는 현실이 윗글들의 내용이다. 그동안 그야말로 천문학적 예산을 들여서 수많은 저출산대책이 쏟아지고 있었다. 그런데 지난달 발표된 우리나라의 2022년도 2분기 합계출산율은 0.75명을 기록했다. 드디어 0.7명대에 진입하여 세계 최저 수치를 계속 경신하고 있다. 부부 두 사람이 만나 적어도 2.1명을 낳아야 인구가 유지되는데 이제 1/3 수준으로 떨어진 것이다. 1970년에 101만 명이 태어났는데 이제 25만 명을 바라보고 있으니 출산아 숫자도 1/4로 감소한 것이다.

필자는 이렇게 된 이유를 우리나라의 독특한 문화 때문으로 바라보고 싶다. 전통적 유교에서부터 기인한 가부장적 문화가 출산율을 낮추는 큰 원인이 아닌가 한다. 실제로 외국을 보더라도 남성이 권력을 휘두르는 문화권이 아닌 프랑스(1.8명, 2021년도), 아이슬란드(1.82명, 2021년)의 국가들이 출산율이 상대적으로 높다. 그와 반대로 가부장적 문화권인 독일(1.53명, 2020년), 이탈리아(1.25명, 2021년), 스페인(1.19명, 2020년)의 출산율은 낮다. 동양권에서 우리나라와 비슷한 가부장적 문화를 가지고 있는 일본의 출산율이 낮다는(1.3명, 2021년) 것도 우연이 아닌 듯싶다.

남성이 가정에서 권력을 휘두르지 않는 나라들은 성평등의 수준도 높다. 흥미 있는 사실은 경제성장을 이룩한 국가 또는 선진국일수록, 성평등 수준이 높고 출산율도 높게 나타난다고 한다. 우리나라는 이제 선진국 반열에 올라섰지만, 성평등 수준은 다른 선진국 수준에 못 미친다는 것이 필자의 견해이다.

요약해 보면, 우리나라는 위의 두 가지 주제, 즉 저출산 해결에 도움이 안 되는 요소를 두 가지나 가지고 있는 것이다. 그 첫째는 아직도 우리나라는 가부장적 문화라는 것이고, 둘째는 경제성장을 이룬 선진국이면서도 아직 성평등의 수준이 낮다는 것이다. 이 두 가지가 개선되지 않고 어떻게 저출산 대책을 논의할 수 있을지 참으로 답답한 오늘의 현실이다.

우리 민족의 대명절인 한가위 연휴가 지나가고 있다. 흩어져 살던 가족들이 오랜만에 모였다. 그러나 예전부터 지금까지 흔히 보던 가정의 풍경은 선진국의 반열에 올라선 아직도 그대로인 것 같다. 조금 개선되었다고는 하지만, 아직도 적지 않은 가정에서 여성들이 부엌에서 일하며 명절 음식을 차리느라 힘들게 일하고 있고, 남성들은 둘러앉아 환담하거나 술을 마시거나 고스톱을 즐기는 모습이다. 아들에게는 부엌에 가까이하지 말라는 부모님들의 무언의 압력도 작용했으리라. 이제 이래서는 안 된다. 적어도 명절 문화에서라도 온 가족 구성원들의 생각이 획기적으로 개선되어야 한다. 개선 방향은 물론 남녀평등, 곧 성평등이다. 이런 작은 변화들이 모여야 우리나라의 미래를 살릴 수 있다고 믿는다.

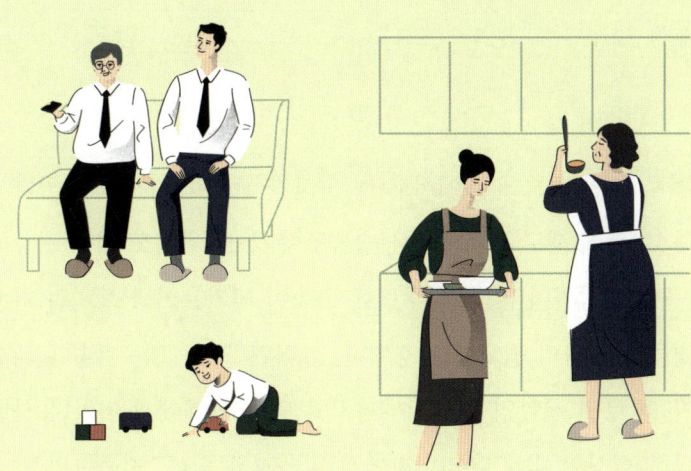

명절 문화에서라도 온 가족 구성원들의 생각이
획기적으로 개선되어야 한다
개선 방향은 물론 남녀평등, 곧 성평등이다

30

저출산 못지않게 심각한 저체중아 증가
새 정부에 촉구하는 저체중아 대책

전투 중인 어느 군대에서 사병 숫자가 급격히 감소하고 있다고 치자. 그런데 새로 들어오는 신병들조차 총을 들 힘도 없는 건강하지 못한 사람들이 많다. 전투력에 도움이 되기는커녕 오히려 기존 사병들의 도움이 필요한 지경이다. 그러면 그 군대는 어떻게 되겠는가. 글로벌 무한경쟁이 이루어지고 있는 세계에서 이와 유사한 심각한 현상이 바로 우리나라에서 벌어지고 있다. 저출산의 와중에서 출생 시 체중이 적은 저체중아들의 숫자도 지속적으로 증가하고 있는 것이다. 출생아 숫자가 급격히 줄어드는 판에 그나마 태어나는 아기들의 건강의 질까지 나빠진다면 우리나라의 장래를 위하여 정말 심각한 현상이 아닐 수 없다.

우선 저출산 현상을 짚어보자. 영국 옥스퍼드 인구문제연구소가 앞으로 지구상에서 가장 먼저 사라질 나라로 한국을 꼽았을 만큼, 우리나라가 전 세계에서 아기를 가장 적게 낳는 나라로 전락했다. 한 나라에서의 인구감소는 생산가능 인구를 줄여서 노동력이 감소되는 것은 필연적인 결과이다. 결국 국가의 미래 성장동력을 떨어뜨리고, 소비를 줄여 경제활력도 나빠지는데 고령화시대까지 도래했으니 우리나라의 인구문제는 이제 엎친 데 덮친 격으로 악화일로를 걷고 있다.

합계출생률(15~49세의 가임여성 한 명이 평생 낳은 평균 출생아 수)은 적어도 2.1명이 돼야만 국민 수가 계속 비슷하게 유지된다. 2.0명이 아니고 왜 2.1명이냐고 묻는 사람들이 많다. 그 이유는 아이가 자라면서 사망하는 경우 및 일부 여성들의 조기 사망률까지 반영된 것이다. 아무튼 부부 두 사람이 만나 적어도 아이를 둘 이상은 낳아야 인구의 수가 유지되는 것이다. 그런데 우리나라는 2018년에 이미 0.98명으로써 1명 이하로 떨어진 뒤 2019년에는 0.92명, 2022년에는 0.81명까지 떨어져서 세계에서 가장 낮은 출산율을 계속 경신하고 있다.

낮은 출산율의 문제는 모든 연령대가 아니라 젊은 층의 인구 규모를 더욱 감소시킨다는 것에 문제가 있다. 장래에 생산연령에 유입되는 젊은 사람의 숫자는 줄어드는데 고령화시대가 되면서 자신들이 앞으로 부양해야 할 노년인구가 상대적으로 많아지고 있는 것이다. 노령화지수라는 것이 있는데, 이는 유소년(14세 이하)

인구 100명에 대한 고령(65세 이상) 인구의 비(比)이다. 이 수치가 올해엔 무려 152명에 이른다. 즉 유소년보다 노령인구가 1.5배 높은 것이다. 저출산이 오래 유지될수록 인구감소를 되돌리기가 더 어려워진다. 그런데 우리나라는 지난 20여 년 동안이나 지속적으로 감소를 반복해 왔으니 노령화지수도 계속 증가할 것으로 예측되므로 정말 심각한 현상이 아닐 수 없다.

사람들이 간과하는데, 저체중아 문제도 이에 못지않게 심각하다. 저체중아는 출생 시 체중이 2.5kg 이하인 아기로서, 전체 임신의 10%를 차지하는 조산이 주요 원인이다. 2000년도부터 우리나라에 본격적으로 저출산 현상이 시작됐는데, 당시 출생아 중에서 저체중아 비율은 3.8%였다. 그런데, 20년 후인 2020년도에는 6.7%로 증가했다. 즉 저출산 현상과 함께 태어나는 아기들의 저체중아율이 지난 20년 동안 오히려 약 2배 가까이 높아진 것이다. 문제는 향후 더 증가하리라는 전망이다.

저체중아는 무엇이 문제일까. 우선 신생아 사망 원인의 60~80%를 차지한다. 특히 조산으로 태어난 저체중아는 5세 미만 어린이의 주요 사망 원인이 된다. 출생 시부터 호흡곤란증이 많고, 출생 후에도 발육이 늦다. 신생아 시기에 각종 질환 발생률도 높을 수밖에 없다. 학습 문제, 청각 장애 및 시력 문제와 같은 장애로 고통받을 수 있다. 특히 1,500g 이하의 저체중아에서는 뇌성마비

유병률이 상당히 높아진다. 뇌성마비는 아직 발달이 완성되지 않은 어린 아동(태아~만 5세)의 뇌에 '비진행성' 손상이 발생해 운동기능에 장애를 보이는 질환이다. 이 질환은 경우에 따라 일생 동안 신체적 치료와 건강관리가 필요할 수 있다. 즉, 저체중아로 태어난 사실만으로도 평생 삶의 질이 나빠질 위험이 있는 것이다. 저체중아들은 또한 성인에서 고지혈증 및 고혈압 등의 심혈관질환으로 이어질 위험이 2~6배 이상 높으며, 당뇨병 등의 대사증후군과의 관련도 꾸준히 보고되고 있다.

따라서 범국가적으로 저체중아의 주요 원인인 조산을 줄이는 노력을 하여야 한다. 지속적으로 늘고 있는 고령임신도 문제이다. 세계보건기구(WHO)에서는 의학적으로 35세 이상 임산부를 고령임산부로 분류하는 데 우리나라는 2009년도에 15.4%이었던 것이 2019년도에는 33.4%로 나타나 10년 새에 2배 이상이 되었다. 고령임신 자체가 조산율이 2배로 높아 저체중아의 원인이 되는 터에, 시험관 임신율도 높아져 그에 따르는 쌍둥이 임신도 증가하는데 쌍둥이의 54% 정도가 조산되므로 이에 대한 전향적인 대책이 필요하다. 실제로 한 아기를 임신했을 때 6%만이 저체중아인데 비하여 쌍둥이 임신에서는 50% 이상 저체중아로 태어난다. 물론 조산의 주요 원인이 되는 조기양막파열, 자궁경부무력증 등에 대한 적극적인 치료도 중요하다.

만삭 임신에서도 저체중아가 되는 경우들이 있다. 산전 영양부족은 물론, 임신 중의 고혈압, 임신성당뇨병 등의 여러 가지 임신 중 합병증 등이 이에 영향을 미친다. 너무 어려서 임신을 하거나(17세 이하), 35세 이상에서 임신하면 만삭에 출산하더라도 저체중아가 증가한다. 임신 중 적절한 체중 증가에도 신경을 써야 한다. 물론 해로운 음식과 약물 사용을 멀리해야 한다.

우리나라의 저출산 현상은 이제 더 이상 개인의 문제가 아니라 사회 전체가 공동으로 해결해야 할 과제로 인식돼야 한다. 개인과 가정이 해결할 수 없는 다양하고도 복잡한 여러 가지 사회·경제적인 원인이 복합돼 있는 것이다. 그중에서도 육아 문제, 교육비 문제 등은 사실 단시간 내에 어쩔 수 없는 요인들이다. 그러나 그렇다고 해서 저체중아 증가현상까지 방치해서는 안 된다.

국민 건강관리에서 여러 가지 다른 사항들도 중요한 것이 많겠지만, 건강한 국민 한 사람을 늘어나게 하는 임산부들에 대한 적극적인 관심과 지원이 무엇보다 중요하다. 국가적으로 모자보건대책은 임산부와 태아 두 사람을 챙기는 중차대한 일이라는 것은 아무리 강조해도 지나침이 없다. 부디 새 정부에서 국가적 최우선 정책으로 챙기기를 바란다.

31

쌍둥이 임신하면 기쁨 두 배, 행복 두 배?
쌍둥이 임신의 장점과 위험

　　필자의 자궁경부무력증센터를 찾는 임산부 가운데에는 절절한 사연을 가진 임산부가 적지 않다. 진료실에 들어온 쌍둥이 임산부가 필자를 보자마자 눈물부터 쏟아낸다. 겨우 진정된 임산부의 사연은 역시 '몇 번이나 조산을 반복'했던 과거 임신력이었다. 안타깝게도 이 예비 쌍둥이 엄마는 쌍둥이 임신 때문에 조산을 되풀이했다. 그런데 다시 쌍둥이를 임신해서 방문했으니 필자도 쌍둥이 엄마도 모두 난감한 상황이 된 것이다. 이와 같이 조산 경험의 임산부 가운데 과거 임신력에서 단골로 등장하는 단어가 '쌍둥이 임신'이다.

　　최근 들어 우리나라에서 쌍둥이 임신이 급격히 늘어나고 있다. 1981년 출생아 1,000명 당 5쌍에 불과했던 국내 쌍둥이 출생률은 2019년 1,000명 당 22.5쌍으로 4.5배 증가했다. 세계 평균 쌍둥이 출생률이 1,000명당 약 12쌍이므로 세계 평균보다 2배 가까이 높아졌다. 삼둥이 출산도 꾸준히 늘어 1981년과 비교하면 2019년에는 약 10배 많아졌다. 이렇게 된 이유는 고령임신의 증가와 함께 시험관 아기 임신을 비롯한 인공수정의 증가 때문으로 추정된다. 외국에서도 시험관아기 임신이 활발한 선진국들은 쌍둥이 임신이 늘어가는 추세이지만 시험관아기 시술이 활발하지 않은 아프리카에서는 쌍둥이 비율에 거의 변화가 없다는 점에 주목해야 한다.

임신 중 엄마 자궁 속에 있던 태아는 임신 말기에 자연진통과 함께 자궁경부가 열리면서 분만되는데, 적어도 임신 37주는 넘겨야 만삭분만이라고 한다. 임신 20주 전에 임신이 끝나면 자연유산이라고 부르며, 임신 20주를 지나 임신 37주 전에 분만되는 것을 조산이라고 한다.

특히 32주 전에 분만되면 이후에 태어나는 신생아들보다 합병증 유병률이 뚜렷이 높다. 인큐베이터에서 키우더라도 예후는 만삭 임신에 비하여 나쁠 수밖에 없는 것이다. 그런데 쌍둥이 임신에서의 조산율은 무려 54%에 이른다. 이 조산율은 한 아기를 임신할 때에 비해 무려 6배에 이르는 것이다. 출생 후 신생아의 평균 몸무게도 2.3kg으로 단태아의 평균 3.3kg에 비해 1kg 정도 적다.

첫 진료 시 쌍둥이 임신임을 알려주면, 그야말로 기쁨 두 배,

행복 두 배라고 즐거워하는 부부들이 많다. 그러나 임신이 진행됨에 따르는 여러 가지 위험성들에 대한 의사들의 말에 귀 기울여야 한다. 막연한 희망을 가졌다가 낭패를 보는 경우가 흔하기 때문이다. 필자는 자연유산의 위험이 가장 많은 12주를 일단 넘겼다면, 넌지시 앞으로 조산의 위험성도 높으니 주의하라는 당부를 하기 시작한다.

하여튼 수많은 산부인과 의사는 쌍둥이 임산부가 진료실에 들어서면 걱정이 우선 앞서는데, 일부 임산부들과 그 가족들은 쌍둥이 임신을 마치 축복처럼 여기고 있는 것이 안타깝다. 쌍둥이 임신을 하려고 비법을 찾아 노력하는 부부들도 보았다.

물론 첫 임신에서 산전 관리를 잘 하기만 하면 무탈하게 건강한 아기를 낳을 수도 있다. 그러나 초산이더라도 언제나 소리 없이 찾아올 수 있는 조산이 문제이다. 발전하는 현대의학 덕에 조산아들의 생존율이 높아지기는 하지만, 생존하기만 하면 뭐 하는가? 생존 이후의 삶에서의 건강이 더 중요하다.

물론 쌍둥이 육아의 장점도 있다. 아기를 둘 이상 가지기 원했던 부부에서 가장 좋은 점은 키울 때 약간 더 힘들기는 하지만 두 번의 힘든 임신 과정을 한 번으로 끝낸다는 점일 것이다. 아기 측면에서는 쌍둥이들은 서로에 대한 애착이 높아서 자라면서 서로를 잘 챙겨준다. 각각의 장점도 서로 나누게 된다. 둘이 함께 자라면서 사회성도 빠르게 익히게 된다. 또한 심리학자들에 의하면 보다 더 적극적인 사고방식을 가지는 경우도 많다고 한다. 그러니 이런 경우는 기쁨 두 배, 행복 두 배가 맞다.

그러나 이 모든 것은 다행히 쌍둥이가 만삭에 건강하게 분만될 때뿐임을 잊어서는 안 된다. 건강한 쌍둥이 둘이 쌍둥이 유모차에 실려 부모들과 웃으며 다니는 모습이 반드시 자신의 미래 모습이 되지는 않는다. 그 쌍둥이들은 행운으로 건강하게 태어났다고 믿어야 한다. 쌍둥이 임신에서는 누누이 강조하지만 만삭분만보다 조산이 더 많기 때문이다.

우선 쌍둥이 조산은 전체 신생아 사망의 15% 이상을 차지한다. 생존하더라도 신생아에게는 호흡곤란증 발육부전은 물론, 출산 시 체중이 1,500g 이하일 경우에는 뇌성마비 등의 신경정신학적 장애도 상당히 높아진다. 이에 더하여 임산부에게도 분만 전이나 분만 때에는 물론 분만 후에도 여러 가지 합병증이 잘 발생하는 것이다. 전치태반, 임신중독증(임신성고혈압), 태반조기박리, 산후 출혈 등의 위험한 합병증들이 단태임신에 비하여 3배 정도 높아진다. 산부인과 교과서에 실린, 대표적인 고위험 임신들이 총망라돼 발생할 수 있는 것이 바로 쌍둥이 임신인 것이다.

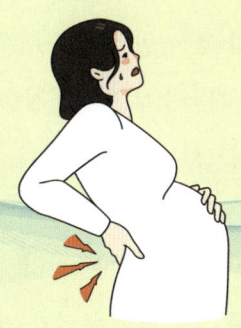
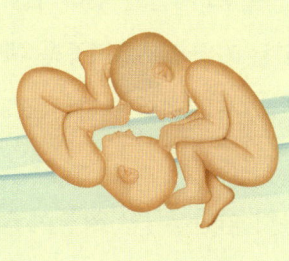

산부인과 교과서에 실린, 대표적인 고위험 임신들이 총망라돼
발생할 수 있는 것이 바로 쌍둥이 임신인 것이다

그러면 어떻게 임신을 준비해야 될까. 특히 과거에 중기 유산이나 조산을 경험했던 여성들은 필히 인위적인 쌍둥이 임신은 피해야 한다. 물론 자연적으로 쌍둥이 임신이 됐다면 어쩔 수 없으니 산전 진찰을 보다 더 꼼꼼히 받아야 한다.

시험관 임신 등의 보조생식술의 도움을 받아야 하는 임산부들은 임신성공률을 높이기 위하여 2, 3개의 배아를 이식하기보다는 가능한 단일배아를 이식하는 것이 바람직하다. 그럼에도 불구하고 쌍둥이 임신이 됐다면 조산이 반복되지 않기 위한 여러 가지 적극적인 예방조치들을 취하기를 권한다. 특히 조산 반복의 중요원인이 되는 자궁경부무력증을 예방하기 위한 자궁경부 원형결찰술을 비롯, 의사의 조언에 따른 조치들을 적극적으로 고려해야 한다.

부디 임산부들은 쌍둥이 임신에 대한 막연한 환상을 버리기를 권한다. 태아와 산모의 건강을 지키기 위해 더 각별한 주의가 필요하다. 쌍둥이 임신은 모든 산과적 위험이 두 배 이상 높은 만큼 조심도 두 배 이상 해야 할 것이다. 환상을 갖고 있으면 기쁨 두 배의 기대가 눈물 두 배의 슬픔으로 순식간에 바뀔 수 있음을 항상 기억해야 한다.

'2개의 심장' 임산부, 조산 예방 위해서는?

유산·조산 예방법과 수술

오전 진료가 끝나면 점심시간에 직원식당에 올라가는 길에 응급실을 들르는 습관이 있다. 혹시 산과(産科) 응급환자가 방문했는지 알아보기 위해서다. 어떤 병도 마찬가지이겠지만, 특히 산과 응급환자는 응급조치에 따라 예후에 큰 차이가 있다. 자칫하면 곧바로 유산 또는 조산되는 경우들이 많기 때문이다.

산과 영역에서 조산을 잘 일으키는 고약한 병이 있다. 임산부 본인은 물론 의사들도 모르게 진행된다. 첫 임신에서 임신 중기에 자연유산되거나 미숙아를 낳는 자궁경부무력증이 그것이다. 임산부는 자궁수축이라는 증상이 느껴지면 위험을 알고 병원을 방문하는데, 이 병은 발생 초기에 자궁수축을 느끼지 못하는 경우가 흔하다. 즉 임산부도 모르게 발생되는 '조용한 자궁수축' 때문에 자궁경부가 서서히 열리면서 양막이 자궁경부를 지나 질로 튀어나오고 이윽고 조산으로 진행되는 것이다. 임산부가 증상을 호소하지 않으니 의사는 여간 주의를 기울이지 않으면 이 병의 진행을 잘 알 수 없다. 따라서 첫 임신에서 발생한 자궁경부무력증에서는 조산을 막지 못하는 경우가 많다.

첫 임신에서 조산율은 약 10%이다. 첫 조산 이후 다음 임신에서의 조산 재발률은 갑절이 되며, 두 번째 임신에서도 조산이 되풀이 됐다면 세 번째 임신에서의 재발률은 4배로 증가한다. 그러니 다음 임신에서의 조산은 막아야 하지 않겠는가. 의사들이 고안해 낸 것이 자궁경부가 열리기 전에 미리 자궁경부를 단단히 묶어주는 수술법이다. 대표적인 것이 쉬로드카, 맥도날드, 또는 더블맥도날드 수술이다. 수술 시기는 자궁경부가 열리기 전인 임신 13~16주다. 그런데 안타까운 것은 과거에 조산 경력이 있는데도, 이러한 예방 수술을 받지 않고 있다가 자궁경부가 열려 양막이 밀려 내려온 뒤에 비로소 병원을 방문하는 경우들이다.

유행성 독감을 예로 들어보자. 독감이 유행하는 시기가 되면 대부분은 독감예방주사를 맞는다. 그러나 예방주사를 맞지 않는 경우들도 많다. 대부분은 자신의 건강을 과신하는 경우다. 이런 사람들이 물론 전체가 독감에 걸리는 것은 아니다. 그러나 예방주사를 맞은 사람들보다는 독감에 잘 걸리게 된다. 그렇다면 독감에 걸린 뒤라도 독감예방주사를 맞으면 괜찮을까? 아니다. 그 사람들은 이제 독감을 각종 약물로 치료해야 하는 고생길로 접어든 것이다. 경우에 따라 폐렴으로 진행돼 위험한 지경에 이를 수도 있다.

자궁경부무력증도 마찬가지이다. 쉽게 발생할 수 있는 여러 위험요인이 있다면, 자궁경부가 짧아지기 전에 미리 예방적 조치가 필요한지 의사와 상담해야 한다. 위에 언급한 것처럼 과거 임신에서 중기 유산이나 조산을 경험했던 경우가 대표적이다. 또한 자궁경부에 무리한 손상을 줄 수 있는 여러 가지 조건들에 이미 노출되었던 경우들, 이를테면 과거 분만 시 난산으로 인한 자궁경부 손상, 여러 번의 자궁소파수술 경력, 습관성 유산 경력 등도 위험하다. 여러 자궁경부 질환으로 경부를 도려내는 원추절제술을 했거나, 자궁중격을 비롯한 자궁기형, 쌍둥이 임신 등도 살펴봐야 한다. 후천적으로 자궁근종, 선근증, 경부용종(폴립), 만성자궁경부염증 등도 원인이 된다. 최근에는 인공수정, 시험관 임신 등의 보조생식시술 이후에도 조산이 자주 발생하는 것으로 알려져 있다. 위와 같은 원인 없이 발생하는 경우도 약 10%에 이른다.

그런데 일부 임산부들은 아직 조산의 위험성을 잘 알지 못하는 것 같다. 위와 같은 요인이 있음에도 불구하고 자궁경부의 길이가 정상이면 예방조치들을 미루는 경우들이 많다. 그러다가 경부가 짧아진 뒤 응급상황이 되면 급하게 응급실을 방문한다. 위에 언급한 것처럼, 모든 예방주사는 병이 발생하기 전에, 즉 건강할 때

맞아야 한다. 마찬가지로 예방 수술도 자궁경부 길이가 정상일 때 시행돼야 한다.

물론 수술만이 능사는 아니다. 약물로도 예방이 가능할 수 있으므로 수술 또는 비수술 치료법들에 대한 의사와의 전문적 상담이 필요하다. 만약 자궁경부가 많이 단축되고 더욱이 양막이 질 내부로 튀어나왔다면 치료목적의 수술이 필요하다. 그러나 수술 성공률은 임신 초기에 실시하는 조산 예방목적 수술에는 미치지 못한다. 더욱이 양막이 질까지 튀어나오면 대부분 감염이 동반되기 때문에 수술 예후는 더욱 나쁠 수밖에 없다. 따라서 거듭 강조하지만 선제적 예방조치들이 중요하다.

조산이 발생하기 전의 여러 가지 전조증상들에 대해서도 잘 알아두면 도움이 된다. 자궁경부무력증에서는 조산통을 잘 못 느끼는 경우가 많으므로 조산통과 관련 있는 여러 증상, 즉 골반 및 하복부의 압박 증상, 생리통 같은 통증에도 주의를 기울여야 한다. 때로는 조산통이 발생하기 전에 옆구리 또는 허리에 통증이 먼저 오곤 한다. 5~10분 간격의 규칙적인 자궁수축이 느껴진다면 병원을 방문해야 한다. 또 자궁수축 전에 설사나 가벼운 복부경련이 병행되는 경우도 있으므로 위장관 관련 증상에도 주의를 기울여야 한다.

질에서 출혈이 생겼다면 조산통이 아니더라도 필히 병원을 방문해야 한다. 임신 20주 전에 질출혈이 있는 경우를 '절박유산'이라고 하는데, 이 경우 절반에서는 임신 20주 전에 자연유산으로 진행되기 때문이다. 질 분비물의 증가도 주요 증상이다. 자궁경부가 약해진다는 것은 조직의 단단함이 점차 소실되어가는 것이다. 따라서 경부조직이 단단할 때엔 없었던 분비물이 조직이 약해지면서 생긴다. 이러한 분비물은 경부가 열리고 짧아질수록 많아진다. 따라서 평소보다 많은 분비물이 흐르는지에 대해 주의를 기울여야 한다. 특히 진득진득한 콧물 같은 분비물이 흐르면 지체 없이 병원을 방문해야 한다. 무색 분비물이 증가하면 양수의 누출도 의심해 봐야 한다. 지속적으로 맑은 물 같은 것이 흐르는 것은 양막이 파열된 증상일 수도 있으므로 이때에도 신속히 병원을 방문해야 한다.

'호미로 막을 것을 가래로도 못 막는다'는 말이 괜한 것이 아니다. 무릇 모든 병에 대한 예방법이 있다면 그것을 잘 이해하고 지켜야 한다. 임산부는 두 개의 심장을 가지고 있는 사람이다. 본인 심장과 태아의 심장, 즉 두 개의 심장이 자신 몸 안에서 열심히 뛰고 있는 것이다. 그러니 건강한 임신을 유지하기 위한 예방법에 대해서도 두 배 이상 적극적인 관심을 가져야 할 것이다.

33

자연주의 출산,
엄마와 아기에게 놀라운 선물
임산부 권리와 자연주의 출산

"관장하기 싫어요!"
"꼭 분만 전에 회음부 제모를 해야 하나요?"
"내진을 너무 자주 하지 않았으면 좋겠어요!"

임산부들의 이러한 요구는 이제 분만실에서 거의 매일 듣는 말이 됐다. 많은 임산부들이 소위 분만 시의 3대 굴욕이라고 하는 '관장, 제모, 내진'에 대해 스스럼없이 자신의 의사를 표현하고 요구하는 시대가 됐다.

1999년 9월, 수중 출산을 국내 처음으로 소개하던 때가 생각난다. 당시 수중 출산은 참으로 많은 사회적 반향을 일으켰다. 그리고 20여 년이 훌쩍 지난 오늘날, 이제는 거의 모든 임산부들과 가족들이 '분만이란 의료가 아니라 문화'라는 것을 인식하고 당당히 자신들의 권리를 주장하고 있다. 남편들도 아내의 분만에 참여하는 것이 하나도 이상할 것이 없게 됐으며, 오히려 분만실에 들어오기를 꺼려 하는 남편들을 이상한 눈초리로 보는 시대가 됐다.

사실 10여 년 전 만해도 우리나라 대부분의 분만실 출입문에는 '외인(外人) 출입금지'라는 팻말이 붙어 있었다. 그런데 분만실에서 사실 외인이란 누구일까? 임산부의 가족들일까? 아니다. 따지고 보면 의사와 간호사가 외인이다. 그동안 의사와 간호사들은 출입금지라는 딱지를 앞세워 임산부로부터 가족을 억지로 떼어놓고 자신들이 모든 분만 과정에 대한 의료시술의 집행자로서 주도권을 행사했다. 이러한 의료적 관행이 잘못되었음을 인식하기 시작한 임산부와 가족들은 이제 너무나도 떳떳하게 자신들의, 자신들에 의한, 자신들과 아이들을 위한 출산환경을 원하고 있는 것이다.

이러한 환경에서 최근 이른바 '자연주의 출산'에 대한 관심이 새로 떠오르고 있다. 그런데 국내에선 아직 '자연주의 출산'과 '자연분만'이라는 단어를 혼동해 사용하고 있다. 그렇다면 '자연주의 출산'이란 무엇인가. '자연분만'과 같은 뜻인가? 아니다. 자연분만이란 제왕절개술에 대비되는 질식분만의 개념이다. 즉, 자연분만이란 단순히 임산부의 질을 통하여 아기를 분만한다는 뜻이고, 제왕절개술이란 임산부의 복부를 통해 아기를 분만한다는 뜻이다. 이 두 단어는 단순히 아기가 태어나는 경로를 나타내는 단어다. '자연주의 출산'은 단순한 자연분만의 개념이 아니고, 출산 과정에 있어서 의료적 개입을 최소화하는 질식분만인 것이다.

출산의 주체는 의사가 아니다. 너무나도 당연히 임산부다. 가족 형성의 주체도 임산부다. 임산부의 출산은 인간 탄생의 위대한 경험이며, 향후 세상을 살아가는 데 있어서 가장 중요한 경험이 된다. 가족에서의 어머니 역할은 가족의 중심이 될 뿐 아니라, 가족들의 위기 극복에서도 모성본능이 발현된다. 또한 아기에게는 어떠한가? 고치 속 어린 나비의 예를 들면, 스스로의 힘에 의하지 않고, 인공적인 힘을 빌어 나오는 나비들은 스스로 껍질을 벗는 자연적인 과정이 생략됨으로써 세상에 나온 후 자연에 적응하지 못하고 쉽게 도태된다는 사실을 알아야 한다.

이러한 자연주의 출산환경이 아이들의 미래에도 분명한 영향을 미친다는 사실들이 요즘 새롭게 속속 밝혀지고 있다. 대표적인 것이 자연주의 출산으로 태어난 아이들은 지능이 더 높다는 사실이다. 자연주의 출산에서는 무통마취 등의 의료적인 통증관리가 없다. 라마즈분만법, 소프롤로지분만법, 명상, 아로마 등을 이용한 자연적인 진통관리를 통하여 '진통은 아기에게 필요한 것', 더구나 '없어서는 안 되는 것'이라는 생각을 하게 할 때 그 자체로 통증이 이미 감소되는데, 이러한 분만 중 진통이 사실은 신생아의 호흡촉진과 지능발달에 훨씬 유리함이 밝혀진 것이다. 이러한 자료는 진통을 경험한 질식분만과 진통을 경험하지 않는 제왕절개술로 태어난 신생아들이 17세가 되었을 때 지능지수(IQ)를 조사한 결과다.

또한 진통을 경험한 산모는 진통을 겪지 않았던 산모들보다 향후 인생에서 험한 파도를 훨씬 쉽게 극복한다. 평생에 단 한 번뿐인 진통 과정에서 자신의 귀중한 경험과 성취감을 가지게 되면서 '진통도 겪었는데 무슨 일을 못하랴' 하는 자신감에 충만하게 한다. 이러한 자신감은 아이들을 훌륭히 키우는 데 있어서 더없이 중요한 경험으로 작용하는 것이다.

현대적인 의료기술이 눈부시게 발전하면서, 임산부와 태아에게 발생할 수 있는 분만 과정의 여러 가지 위험이 현저하게 감소했다. 그러나 이러한 현대의학은 정상적인 자연분만 과정에까지도 개입하게 됐으며, 결국 현대적인 의료기술들은 여성으로 하여금 자신들이 스스로 출산하는 힘, 즉 분만 과정상의 '어머니의 위대한 힘'을 빼앗는 결과를 낳았다. 이러한 모성의 힘을 되찾는 것이 바로 '자연주의 출산'이 아닌가 한다.

그렇다고 의사나 병원이 필요 없는 것은 아니다. 의사와 병원은 여전히 필요하다. 의사는 임산부 스스로의 선택에 도움을 주는 자문 역할을 한다. 즉, 돌발적 위험에 대처하는 소방관 같은 전문가 역할이다. 임신, 출산 등 여성의 전체 생애의 전반적 건강을 계획하는 전문가로서 고위험 임신의 관리에서는 중추적 역할을 해야 한다. 따라서 고위험 임신에서는 현대의학이 등장해야 한다. 이 경우 출산은 의료다.

오늘도 나는 자연주의 출산실에서 임산부와 남편과 함께 웃으면서 대화한다. 내가 하는 의료적인 조치는 거의 없다. 그들은 그저 내가 옆에 있어 주는 것만으로 위로받고, 안심하고, 그들 스스로의 힘으로 아기를 낳는다. 이 과정에서 내가 개입할 것은 별로 없다. 다만 혹시 위험한 환경이 올 때를 대비하여 옆에 있어만 주면 되는 것이다. 의사들이 이러한 마음가짐을 가질 때에 위대한 어머니의 힘이 더욱 발휘될 것이고 우리 아이들의 미래는 보다 찬란하게 보장될 것이라고 믿는다.

34

거듭 유산돼 눈물…
의사 말 한마디에 치유되는 까닭?

현대의학과 양자역학

현대인이라면 우리가 살아가는 세상의 삼라만상이 어떻게 이루어지고 어떻게 유지되는지, 또한 그렇게 되는 배경과 이론은 무엇인지에 대해 조금이라도 관심을 가져야 한다고 믿는다. 인간은 태고부터 우주에 있는 온갖 사물과 현상들에 대한 이치나 원리를 하나씩 풀어나가면서 그 시대의 과학을 동원해 왔다.

근대에 오기까지 굼벵이 걸음을 걷던 과학은 현 세기로 접어들면서 비약적으로 발전하고 있다. 최근 과학의 발전이 너무 빨라, 여기에 대해 잠시라도 무관심하면 세상을 살아가기도 쉽지 않겠다는 생각이 들 정도다.

근대과학의 근본은 뉴턴의 운동법칙을 토대로 체계화된 역학이 J. C. 맥스웰의 전자기 이론과 더불어 고전물리학의 기초를 이루어

19세기 말까지 그 근본원리가 모든 역학 현상에 적용됐다. 그러나 아인슈타인이 상대성이론을 확립해 뉴턴역학의 시간·공간의 절대성 개념에 근본적인 변혁을 초래했고 원자·분자의 현상이 분명해짐에 따라 그 적용 범위가 자연스럽게 제한됐다. 따라서, 오늘날 물체의 속도가 빛의 속도에 가까워지면 상대성이론이, 미시적(微視的)인 세계에서는 양자역학이 각각 적용되기에 이르렀다. 따라서 현재는 상대성 역학에 대해 뉴턴의 법칙을 기초로 하는 역학을 뉴턴역학이라 하고, 상대성 역학·뉴턴 역학 등 양자역학 이전의 역학을 양자역학과 대치시켜 고전역학이라 부르기도 한다.

왜 이런 내용을 먼저 소개하느냐 하면 현대의학도 위 과학의 개념에 따라 발전해야 하는데, 그렇지 못한 영역들이 아직 너무 많다고 느끼기 때문이다. 그 대표적인 것이 소위 심신의학이다. 심신(心身)의학이란 '마음(心)과 신체(身)는 하나'라는 개념에서 출발한다. 즉 '신체 의학과 마음 의학의 바탕은 같다'는 개념이다. 그런데 이 심신의학을 과학적으로 받아들이는 의사들이 많지 않다.

현대의학은 뉴턴역학의 바탕에서 발전해 왔다. 뉴턴역학은 주로 눈에 보이는 신체를 기본으로 하는 신체의학의 발전에 기여해왔는데, 상대적으로 우리 눈에 보이지 않았던 마음의학에 대한 원리를 설명하기에는 부족한 것이 너무 많다. 간단히 설명해서, 눈에 보이지 않는 마음의학의 세계를 이해하고 받아들이려면 이제는 양자역학 이론을 도입해야 할 것이다.

그러려면 우선 간단한 양자역학 이론 하나를 이해해야 하는데, 그것은 바로 비국소성(非局所性)이론(Non-locality theory)이다. 이것은 모든 사물의 정보는 따로 떨어져 있는 것이 아니고 서로 모든 정보를 공유한다는 것이다.

이것을 의학에 적용해 보자. 간단한 예가 있다. 필자가 의과대학 학생 시절에 정형외과 교수님으로부터 배운 '유령사지현상(Phantom limb phenomenon)'이라는 것이 있다. 팔다리가 절단된 사람이 없어진 사지가 아프다고 소스라치는 경험을 하는 현상을 현대의학에서는 유령사지현상 또는 환상사지현상이라고 불러왔다. 엄연한 의학 증상 중의 하나인 통증을 그 통증의 실체가 없는 상태에서 느낀다고 해서 유령 현상이라고 부를 수밖에 없었던 것이다. 뉴턴역학에서는 존재하지 않는 사물의 에너지(통증)를 설명할 수가 없었기 때문이다.

그러나 유령사지현상에 양자역학을 도입해 보면 그 이유는 간단하게 설명된다. 사지가 절단된 사람은 해당 사지가 절단될 때 느꼈던 통증을 나머지 신체는 물론 자신의 개인 무의식층에도 보관하고 있다. 양자역학에서의 정보 공유 개념인 것이다. 그러므로 아팠던 기억이 리콜될 때마다 실제로 신체가 아픈 것 같은 통증을 느끼게 되는 것이다. 실제로 2021년도에 《유럽통증학회지(Eur J Pain)》에 게재된 논문을 보면 사지를 잃은 환자들에서 이러한 증상의 발생률은 1년 후까지 82%의 환자가 경험하며 76%는 평생 경험하게 된다고 한다. 그런데도 현대의학에서는 이를 유령 같은 현상으로 치부해 왔다.

사실 양자역학은 그동안 우리가 알게 모르게 이미 의학계에 도입되어 있었다. 예를 들면 '플라시보(placebo) 효과'가 그것이다. 의사가 효과 없는 가짜 약 또는 꾸며낸 치료법을 환자에게 제안했는데 환자의 긍정적인 믿음으로 인해 병세가 호전되는 현상이다. 위약(僞藥) 효과, 가짜 약 효과라고도 한다. 심리적 요인 또는 긍정적인 생각 덕분에 병세가 호전되는 것이다. 환자가 의사를 믿을수록 치료율이 올라간다는 것은 이제 양자역학으로도 설명될 수 있는 진실이다.

필자의 전공인 산부인과 영역에서는 '습관성 유산'이라는 병이 있다. 습관성 유산의 약 50%는 원인이 규명되므로 원인별 치료를 하면 된다. 그런데 나머지 50%는 원인이 찾아지지 않는다. 이때 원인불명이 아니라 원인이 없다, 즉 정상이다는 확신을 환자에게 주면 환자는 긍정적으로 치료될 수 있다는 믿음을 갖게 되고 이윽고 그 치료율은 원인이 규명돼 원인별로 치료한 환자들과 거의 같게 된다.

이런 예들은 의학 현장에서 무수히 많다. 그런데 문제는 의사들조차 그런 긍정적인 힘, 치료에 도움이 되는 마음 에너지의 과학을 잘 믿지 않는다는 것이다. 물론, 이는 의사들의 잘못이 아니다. 의사가 되기 전에 뉴턴역학만 배우고 양자역학에 대해서는 배우지 않은 까닭이 크겠다. 다른 전문 영역들도 마찬가지이겠지만 의사들은 환자들의 질환과 생명을 다루는 직업이다. 따라서 새로운 과학 이론이 소개될 때마다 우선 받아들이는 자세로 공부하고 탐구해야 할 것이다.

명나라의 사상가였던 왕부지(王夫之)가 1687년에 펴낸 《독통감론(讀通鑑論)》이라는 책이 있다. 모두 30권으로 이루어졌는데 제9권에 다음과 같은 내용이 나온다.

耳限於所聞(이한어소문)
則奪其天聰(즉탈기천총)
目限於所見(목한어소견)
則奪其天明(즉탈기천명)

이를 해석하면 '귀의 기능을 단순히 들리는 소리를 듣는 것에 국한하면, 그것은 귀가 지닌 천부적인 밝음(귀밝음)을 뺏는 것이며, 또한 눈의 기능을 단순히 보는 것에 국한하면, 그것은 눈이 지닌 천부적인 밝음(눈밝음)을 빼앗는 것이다'이다.

과학자들이여 눈에 보이고 만져지는 것만 믿을 것인가? 아니면 보이지 않고 만져지지도 않는 그 무엇을 향해 과학자적인 사고방식으로 매진해야 할 것인가? 왕부지는 이미 500여 년 전에 양자역학의 탄생을 예고한 듯하다.

우리는 임산부를 진정 소중하게 대하고 있는가?
임산부 사랑 선언의 의미

10월 10일은 우리나라 법정기념일로 제정된 임산부의 날이다. 임산부의 날은 임신과 출산에 대한 긍정적인 접근을 통해 저출산을 극복하고 임산부를 배려, 보호하는 사회적 분위기를 만들기 위해 제정된 날이다. 풍요와 수확을 상징하는 10월, 그리고 임신기간인 10개월을 함께 의미한다. 이날은 임신과 출산을 사회적으로 배려하고 출산, 양육의 어려움을 해결하자는 취지로 다양한 행사가 열린다.

보건복지부와 인구보건복지협회에서는 모든 임산부가 배려 받는 사회적 분위기를 정착시키기 위해 임산부임을 나타내는 앰블럼을 개발해 국민이 엠블럼을 인지할 수 있도록 홍보하고 있다. 엠블럼은 '임산부 먼저'라는 문자와 임산부 배려를 뜻하는 '배려의 손과 원'을 결합한 형태로 아이를 가진 뿌듯한 느낌과 당당함을 지닌 임산부의 모습을 표현하고 있다.

우리나라에서 저출산 추세가 본격화하기 시작한 것은 2000년대 초인데 각계에서 이를 극복하자는 운동이 시작된 것도 비슷한 시기이다. 필자가 1999년도에 각계 교수 50인과 함께 설립한 대한태교연구회에서도 저출산 극복 운동에 동참하려고 '임산부 사랑 선언'을 마련했다. 2000년 1월 20일 많은 후원자가 모인 가운데 〈임산부사랑선언문〉이 발표되었다.

임산부사랑선언은 다음의 3가지 주제, 15개 항의 선언문으로 이루어져 있는데 영문(Tender Loving Care for Pregnant Women)으로도 만들어 발표했다.

「임산부 자기 선언」
1. 임신은 나의 생애 최고의 축복이다
2. 자궁 안의 태아를 조건 없이 사랑한다
3. 임신을 기쁘게 생각하며 스트레스를 줄인다
4. 임신에 해로운 모든 나쁜 습관을 버린다
5. 즐거운 마음으로 출산에 임한다

「임산부 가족 선언」

1. 임산부를 위한 따듯한 가정환경을 만든다
2. 임산부를 돕는 것은 태아를 돕는 것이다
3. 임산부를 사랑으로 이해하며 태교에 동참한다
4. 모든 일에서 임산부의 안전이 최우선이다
5. 분만은 가족이 함께 하는 축제이다

「직장-사회 선언」

1. 임신을 통하여 생명의 존엄성을 깨닫는다
2. 태아에게 해로운 사회적 환경들을 개선한다
3. 모든 임산부는 사회의 관심 속에서 보호되어야 한다
4. 모성건강은 사회건강이며 나아가 국력이다
5. 여성은 품위 있는 환경에서 분만할 권리가 있다

각 선언문의 제1항은 사랑총론이며, 제2항은 태아, 제3항은 모성정서, 제4항은 모성육체, 제5항은 분만과 관련된 선언이다. 임산부 자기선언과 임산부가족선언보다 더욱 중요한 것은 직장-사회의 선언이 아닌가 한다. 임산부를 바라보는 타인들의 배려가 가장 중요하다고 느끼기 때문이다. 따라서 직장-사회선언에 포함된 5개 항이 제정된 구체적인 배경을 당시 발표된 원문 그대로 여기에 옮겨본다.

1. 임신을 통하여 생명의 존엄성을 깨닫는다

자궁 속에 잉태된 아기는 신(神)이 주신 선물입니다. 신의 축복으로 새 생명이 만들어진 것입니다. 자연을 이루는 모든 생명체 중에서 미천한 것은 하나도 없습니다. 벌레도, 심지어 이름 없는 풀 한 포기의 생명도 존귀합니다. 신이 내려주신 이 존귀한 생명을 인간의 능력으로 좌우해서는 안 될 것입니다. 임산부를 통하여 생명의 존엄성을 느껴야 합니다. 무심코 우리 주위의 임산부들이 '한' 사람인 것으로 생각하는 사람들이 많습니다. 그러나 말할 것도 임산부는 태아와 함께 '두' 사람인 것입니다. 태아를 통하여, 인간 생명의 존엄성을 느끼고 사회적으로도 그 생명의 존엄성을 공유해야 합니다. 생명이 존중되는 따듯하고 품위 있는 사회. 임산부들이 그 역할의 한가운데에 있습니다. 임산부들을 사랑해야 하는 이유가 여기에 있습니다.

2. 태아에게 해로운 사회적 환경들을 개선한다

임신한 여성이 근무하는 직장에서, 무심코 담배를 피우는 사람들이 있습니다. 임산부가 근무하는 직장 환경이라면 이러한 것부터 개선해야 합니다. 소음은 자궁 속의 양수(羊水)를 줄입니다. 양수는 아기에게 산소처럼 중요한 것인데 임산부 옆에서 큰 소리로 떠드는 사람들도 있습니다. 우리 사회의 소음지수를 낮출 필요가 있습니다. 열악한 노동환경에서 근무하는 임산부들도 있습니다. 공기와 물의 오염이 심한 공해 환경에서는 결코 우리의 아기들이 온전히 자랄 수 없습니다. 직장에서, 사회에서, 임산부들의 환경에 관심을 쏟아야 합니다. 임산부에게 해로운 환경 개선을 위하여 우리 모두 나서야 할 때입니다.

3. 모든 임산부는 사회의 관심 속에서 보호되어야 한다

모든 임산부는 태아와 함께 소중하게 보호되어야 합니다. 나의 아이이건 남의 아기이건 임산부들은 우리의 아기를 가지고 있습니다. 우리의 사회를 위하여 임산부와 태아에 대한 무조건적인 사랑이 필요합니다. 임산부를 보호하는 것은 우리의 가정을 위한 것이며, 또한 우리 사회가 '사랑이 충만한 나라'가 되기 위한 기초가 됩니다. 특히 불우한 환경에 있는 임산부들을 아끼고 보살펴 주어야 합니다. 힘든 몸을 이끌고 일해야 하는 임산부들에게도 최대한의 배려를 해야 합니다. 버스에서도, 지하철에서도 자리를 양보해 줍시다. 임산부와 태아 사랑에 대한 사회적 책임을 우리 모두 느껴야 합니다. 임산부를 보호해 주는 사회. 따뜻한 사회로 가는 길목입니다.

4. 모성건강은 사회건강이며 나아가 국력이다

미국의 루스벨트 대통령은 다음과 같은 말을 남겼습니다.

"인간은 모든 창조물 중 가장 중요한 존재입니다. 내가 할 수 있는 모든 역량을 다하여, 사람을 보호하는 것이 가장 중요하다는 것을 깨우치도록 하겠습니다. 우리 세대의 가장 중요한 책무는 우리

국가과업을 이어나갈 다음 세대를 훌륭하게 기르는 일입니다. 따라서 어린이를, 특히 여아를 보호해야 합니다."

어머니가 건강해야 다음 세대가 건강하다는 것은 당연한 이치지만, 이를 이처럼 깨우쳐 주는 지도자가 있는 나라는 행복해 보입니다. 어머니의 신체는, 아기들의 몸과 마음을 만들어 주는 인간 최초의 학교이며, 아기들의 건강에 가장 중요한 환경입니다. 우리나라의 앞날은 어린이와 모성건강에 달려있습니다. 임산부를 무한히 아끼고 사랑해야 할 이유입니다.

5. 여성은 품위 있는 환경에서 분만할 권리가 있다

분만실에서는 임산부가 남편을 만나고 싶어도, 여러 절차를 거쳐 어렵게 만날 수 있습니다. 대부분의 분만실은 '외인출입금지'이며, 또한 '병원균의 침입을 막기 위한' 제한구역입니다. 분만대기실에서는 많은 임산부가 함께 진통을 겪으며 개인의 사적 자유가 침해받고 있습니다. 임산부는 외로운 환경에서 진통과 싸우며, 태어난 아기는 엄마의 품에 안겨보지도 못하고 신생아실로 즉시 격리됩니다. 차갑고 외로운 환경입니다. 임산부에게도, 태어나는 아기에게도 절대로 바람직한 환경이 아닙니다. 우리의 분만 환경을 바꿔야 할 때입니다. 사회적 제약들을 개선하여 임산부들에게 품위 있는 분만 환경을 제공합시다. 우리의 아기들도 더욱 품위 있게 태어날 수 있습니다. 이 가운데에서 더욱 생명의 존귀함을 느낄 수 있을 것입니다.

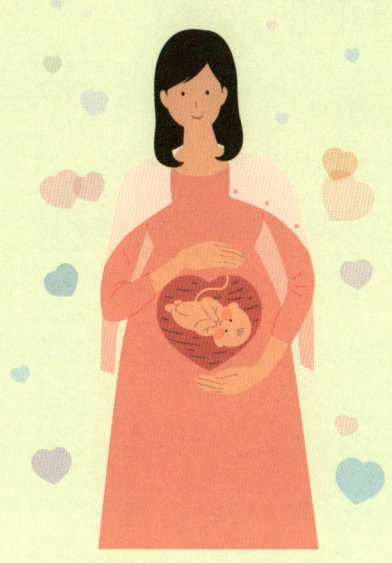

어머니의 신체는, 아기들의 몸과 마음을 만들어 주는
인간 최초의 학교이며, 아기들의 건강에
가장 중요한 환경입니다

위와 같은 노력들이 모여 〈임산부사랑선언〉 5년 후인 2005년에, 10월 10일이 임산부의 날로 제정되었다. 그런데 최근 〈인크루트〉에서 조사한 임산부의 날에 대한 국민의 인식도 조사를 보면, 응답자 10명 중 6명(59.1%)은 임산부의 날을 '모른다'라고 답했다고 한다. 부디 모든 국민이 우리나라의 미래를 위하여 임산부 사랑에 동참해 주기를 기도한다.

임산부, 2인분 듬뿍 먹고 살쪄도 괜찮다고?
비만 치료와 비만 낙인

조산이 되풀이돼 진료실을 찾는 여성들이 증가하고 있다. 언젠가 진료실을 방문한 임산부와 나눈 대화이다. 임신 13주가 돼 자궁경부무력증 예방 수술을 받기 위해 내원한 쌍둥이 임산부였다.

"조산이 반복되어 이번에는 예방 수술을 받으러 왔어요."
"그런데 쌍둥이를 임신하셨군요."
"시험관 시술로 임신했어요. 쌍둥이가 더 위험한가요?"
"물론입니다. 쌍둥이 자체가 조산율이 40~50% 이지요."

문제가 하나 더 있었다. 바로 비만이었다.

"체중도 많이 나가시네요. 고도비만입니다."
"비만이 임신에 문제가 있나요?"

"고도비만일 때는 조산율이 두 배로 증가한답니다"

내 말을 듣는 임산부의 안색이 어두워졌다. 그러면서 같이 온 남편의 눈치를 보는 것이었다. 아니나 다를까. 남편이 못마땅한 표정을 지으며 한마디 한다.

"그러게 내가 체중관리 좀 하라고 그랬잖아요."

어쩔 줄 모르는 부부에게 한마디 해주었다.

"환자가 잘못한 것은 별로 없어요. 쌍둥이는 난임클리닉에서 만든 것이고, 비만치료는 가족의 협력이 필요하답니다."

이 임산부는 두 번의 조산 경력 끝에 임신하기 어려워서 난임클리닉에서 시험관 임신 시술을 하였는데 쌍둥이를 임신했다. 조산 경력에다 고도비만, 쌍둥이를 감안하면 이 임산부는 향후 조산 위험이 60~70%를 넘는다. 꼭 자궁경부무력증 예방 수술을 해야 하는 임산부이다.

고도비만 임산부는 정상체중 임산부와 비교해 수술 자체도 쉽지 않다. 아주 어려운 임산부 치료를 맡게 된 것이다. 이 임산부는 자궁경부무력증 예방 수술을 한차례 받았음에도 불구하고 24주에 자궁경부가 단축돼 또다시 치료 수술을 받고 다행히 만삭에 건강한 아이 둘을 분만하였다.

전 세계적으로 비만이 증가하고 있다. 비만은 이제 분명히 질병으로 인식되고 있는데, 세계적으로 비만율은 1975년 이후 거의 세 배로 증가했다고 한다. 미국에서는 2030년에 전 인구의 반이 비만이 될 것이라고 예측하고 있다. 우리나라에서도 성인 중 비만 인구가 점점 증가하여 남성은 3명 중 1명, 여성은 4명 중 1명이 비만이다. 특히 고도비만 인구는 지속적으로 늘어 2030년에는 현재의 2배 수준인 9%에 이를 전망이다.

비만의 기준으로서 간단하게 체지방률을 사용한다. 몸무게(kg)를 키의 제곱(m^2)으로 나눈 값인 체질량지수(Body Mass Index), 즉 BMI이다. 우리나라는 세계보건기구 아시아-태평양 비만 진단 기준에 따라 19세 이상 성인을 대상으로 체질량지수 23 이상이면 과체중(비만 전단계), 25 이상부터 비만으로 정의한다. 35 이상이면 고도비만이다. 임산부는 BMI가 늘기 마련이지만 지나치면 해롭다.

현대인에게 있어서 비만은 비만으로 그치는 것이 아니라 각종 질병의 원인이 될 수 있으며, 정신적인 질병까지 유발할 수 있다는 것이 문제이다. 비만을 단순히 비만 한 가지로 생각할 것이 아니라는 것이다.

비만은 제2형 당뇨병, 이상지질혈증, 고혈압, 지방간, 담낭질환, 심장동맥질환, 뇌졸중, 수면무호흡증, 통풍, 골관절염 등 갖가지 질병들과 관계있다. 소아 비만에서도 무증상 관상동맥질환, 혈압 증가, 지방간질환, 천식발병 및 악화, 당뇨병, 고인슐린혈증, 우울증, 자존감 저하, 식이장애 및 신체불만족이 흔히 동반된다.

여성의 비만은 어떨까? 비만일 경우 다낭성 난소 증후군 빈도가 높아 위에 설명한 임산부처럼 난임이 증가한다. 소아에서는 초경이 빨라지는 등 사춘기 발현 이상이나 성조숙증이 있을 수 있다. 체내 여성 호르몬의 균형이 깨지면서 생리량과 주기가 불규칙하게 되고, 심하면 생리가 없어질 수도 있다.

최근 위의 사례처럼 임신 중 비만 환자가 증가하는 것에는 사회적 관심이 덜한 듯해서 우려된다. 전체적인 비만 인구가 증가하므로 자연히 비만 임산부도 증가하게 되는데, 비만인 여성은 임신 중 자연유산, 습관성유산, 조산 및 태아 사망률이 높다. 출생한 신생아에서는 신경관결손, 신장기형, 복벽갈림증 등의 기형률이 증가하며 4Kg 이상의 거대아가 많고, 소아비만율도 증가한다.

비만은 신체적, 정신적, 심리적 및 사회적 건강 등 건강 전반에 걸쳐 부정적인 영향을 미치는데 특히 임신 중 비만은 아기의 소아비만으로까지 이어져 2대째 고생하게 되고 결국 국민 건강의 질을 떨어지게 한다. 따라서 비만 예방은 임신 단계에서부터 시작해야 한다.

　세계보건기구(WHO)가 비만을 '장기치료가 요구되는 질병, 21세기 신종 감염병'으로 지정한 게 1996년도다. 그동안 우리나라에서 비만에 대한 대응은 주로 비만에 대한 인식개선 교육이나 일부 전문단체의 캠페인에 초점이 맞춰져 있었다. 소아, 성인은 물론 임산부 비만 예방 및 치료를 위한 건강보험 보장 확대가 필요하다.

　물론 국가의 역할도 중요하지만, 사회적으로도 비만인에 대한 편견을 버려야 한다. '비만 낙인'이라는 단어가 있다. 비만 낙인은 비만을 앓고 있는 사람들을 개인의 의지가 부족해 벌어진 결과라며 비난하거나 책임을 돌리는 일을 뜻한다. 위 사례의 남편도 아내에게 '비만 낙인'을 찍은 것이다.

　세계적인 학술지인 《네이처 메디슨》(Nature Medicine) 2020년 03/04호에 비만 문제를 해결하기 위한 전문가 36인으로 이뤄진 국제 패널이 발표한 성명서 내용에 따르면, 비만 낙인은 신체적 피해와 심리적 피해 모두를 유발하고 환자가 심리적으로 위축돼 적절한 치료를 받을 가능성이 줄어 결국 비만이 악화할 수 있다고 했다.

또, 비만으로 낙인찍힌 이들의 사회적인 활동에도 제약을 준다고 한다. 그들은 비만이 개인의 문제라는 과학적 증거가 없고 낙인이 비만을 치료하는 데 아무런 도움이 되지 않는다며 낙인을 없애기 위해 의료 종사자와 매체, 정부가 협력해야 한다고 촉구했다. 우리에게도 귀감이 되는 비만 대응이 아닐 수 없다.

37

부모 키 큰데,
초음파 검사서 태아 다리 짧다면?
고통의 시간을 잊게 해주는 평균회귀

임신 중 초음파 검사의 1차 목표는 자궁 속 태아가 임신 몇 주인지를 알아보는 것이다. 임산부의 실제 임신주수와 초음파 검사로 측정된 '초음파 임신주수'를 비교하게 된다.

중요한 세 가지 측정 지표가 있다. 태아 머리 지름(BPD), 배둘레 그리고 대퇴골(허벅다리) 길이다. 이 세 가지 수치의 평균치가 초음파 주수가 된다. 임산부들은 대부분 초음파 주수가 실제 임신주수와 비슷하기를 원하는데, 흥미로운 것은 태아 머리는 크지 않고, 대퇴골은 길기를 바란다. 태아의 머리 지름이 길면 자연분만이 힘들다고 걱정하는 것이고, 다른 부위는 작아도 향후 키의 지표인 대퇴골 길이는 평균보다 길게 측정되기를 바라는 것이다.

임산부 부부의 키가 큰 사람 가운데에서도 태아의 대퇴골이

짧게 측정되면 걱정하는 사람도 적지 않다. 태아가 태어난 후에도 키가 작을까 봐 그런 것이다. 그럴 때 필자가 설명해 주는 말이 있다. 통계학 용어인 '평균으로의 회귀' 개념이다.

대학에서 통계 수업을 들은 적이 있다면 평균회귀의 개념이 무엇인지 알고 있을 것이다. '평균으로의 회귀'란 많은 자료를 토대로 결과를 예측할 때, 평균에 가까워지려는 경향성을 말한다. 한번 평균보다 큰 값이 나오면 다음번에는 평균보다 작은 값이 나와 전체적으로는 평균 수준을 유지하게 된다는 의미다.

영국의 인류학자인 프랜시스 골턴(Francis Galton)은 현대 통계학의 기초를 닦은 인물로 평가되고 있는데, 골턴은 아버지와 아들의 체격과 관련한 실험을 한 결과, 키가 큰 아버지를 둔 아들은 아버지보다 키가 작아지며 키가 작은 아버지를 둔 아들은 아버지보다 키가 커지는 경향이 있다는 사실을 발견했다. 여기에서 '평균회귀'의 개념이 시작되었다.

키가 큰 부부가 만나면 자식의 키가 크고, 그 자녀가 계속 키가 큰 배우자를 만나면 후손들이 계속 키가 커지는가? 그렇지는 않다.

사람의 몸은 세대를 거치면서 결국 안정적인 상태인 평균으로 돌아가게 되는 것이다. 인간을 비롯하여 동식물의 많은 변수가 정규분포와 비슷한 분포를 따르게 된다. 그렇다면 왜 이런 현상이 나타나는 것일까?

위에 설명한 사람의 키, 몸무게가 대표적인 예이다. 간단히 설명하면 사람의 키를 결정하는 요인들은 유전적 요인들과 환경적 요인들이 있다. 여기서 유전적 요인, 즉 유전자는 부모에게서 자식에게 전달된다. 따라서 자식의 키와 몸무게는 많은 부분이 부모에 의해 결정된다. 반면, 부모에 의해 결정되지 않는 많은 환경적인 요소들의 영향에 의해 결국 정규분포의 양상을 띠게 되는 것이다. 같은 부모에게서 나온 자식들의 키와 무게가 서로 비슷하지 않고 정규분포 모양을 보이는 것도 같은 이유에서다.

신체적 지표가 아니더라도 이런 평균으로의 회귀는 우리 주변의 일상에서 매우 흔한 일이다. 예를 들면, 어떤 레스토랑에서 식사를 했는데 맛이 매우 좋았다고 치자. 다시 한번 그 레스토랑을 찾았을 때 실망한 경험들이 있을 것이다. 이런 현상도 평균으로의 회귀이다. 주사위를 던졌을 때 작은 수치가 나왔다고 해서 실망하지 말아야 한다. 다음에는 큰 수치가 나올 확률이 높아지기 때문이다. 이것도 평균으로의 회귀 현상이다. 결국 정규분포의 그래프를 그리게 된다.

직장에서 한번 높은 성과를 내었다고 해서 그 성과가 계속 오래 갈 수는 없다. 시간이 지나면 그 성과는 평균으로 또는 평균 이하로 떨어질 수도 있다. 물론 그 반대 현상도 자주 일어난다. 최고로 올라갔을 때 이제 남은 일은 떨어지는 일뿐이다. 그 이유는 성과에 대한 압박감 때문일 수도 있고, 다른 사람들의 성과가 그 사람을 능가했기 때문일 수도 있다. 반대로 바닥까지 떨어져서 더 떨어질 데가 없는 경우라면 이제 올라갈 일만 남은 것이다. 상황이 암담해 보일지라도 올라갈 수 있는 유일한 길은 위로 올라가는 것임을 우리는 체험으로 알고 있다. 우리는 평생 고통받기 위해 세상에 태어난 것이 아니기 때문이다. 결국 상황은 바뀌고 더 행복한 시간이 기다릴 것이라고 예상할 수 있다. 평균회귀가 그것들을 가능하게 해주는 개념이다.

스포츠 선수에서도 마찬가지 현상이 나타난다. 잘하던 스타 선수가 슬럼프에 빠진다는 것은 평균으로의 회귀이다. 선수 개인뿐 아니라 최고의 성적을 내는 팀이라고 해도 연승이 언제까지 계속될 수는 없다. 심지어 주식시장도 마찬가지이다. 호황기가 계속 진행될 수도 없고, 불황기도 언제까지나 우리를 괴롭힐 수는 없다. 사실 우리에게 나쁜 시간이 없다면 우리가 감사할 좋은 시간도 없을 것이다.

누구든 삶의 과정 중 힘든 시기가 있을 때 그 상황을 벗어나기가 쉽지 않을 것이라고 계속 실망했던 때가 있었을 것이다. 그러나 시간이 가면 거의 대부분 그 상황에서 벗어나게 된다. 반대의 상황을 조심해야 한다. 인생에서 최고의 시기를 맞았을 때 우리는 그러한 상황이 계속 갈 거라고 쉽게 믿는 경향이 있다. 그러나 그렇지 않다. 그 최고의 시간은 오래가지 않는다. 이윽고 평균으로 회귀하기 때문이다. 즉, 평균회귀 개념은 우리가 인생에서 처한 상황이 영구적이지 않다는 것을 보여준다.

언젠가부터 유행어가 된, 우리가 잘 알게 된 문장이 있다. 전쟁마다 승리한 다윗왕에게 보석세공사가 반지에 새겨주었다는 문장이다. 당시 라틴어로 새겨졌다는 'Hoc quoque transibit(호크 퀘퀘 트란시비트)'는 영어로 해석하면 'This, too, shall pass'이고 우리말로 하면 '이 또한 지나가리라'다. 이 문장을 고안한 사람은 다름 아닌 다윗왕의 아들 솔로몬 왕자였다. 아마도 솔로몬 왕의 지혜로움은 바로 '평균으로의 회귀' 개념에서 시작되었던 것이 아닐까.

우리 삶은 물론 사회적 또는 국가적으로도 큰 재난에 대한 슬픔 또는 어떤 영광스러운 일에 대한 기쁨 등 모든 것은 일시적이고 어떤 것도 영원하지 않다. 인생의 굴곡은 스스로 막을 수 없지만 행복이 지나면 슬픔이 오고, 슬픔이 지나고 다시 행복이라는 주기는 계속 진행될 것이다. 좋은 시간이 지나면 항상 끝이 있듯이 오늘 슬픔이 있다면 내일은 기쁨의 사이클이 기다리고 있다. '평균으로의 회귀' 개념이 개인이든, 사회적으로든 또는 국가적으로든 힘든 시기를 버틸 수 있게 하는 원동력이 되었으면 좋겠다는 생각을 해본다.

건강한
삶을 위한
*50*가지
이야기

Part 3

좋은 의사?
행복한 환자!

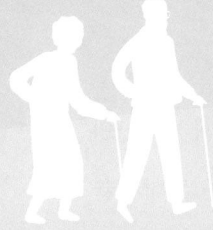

38

좋은 의사를 선택하는 7가지 팁
의료소비자의 권리 활용

필자가 의사이다 보니 친지나 친구들로부터 가끔 의사를 소개해 달라는 부탁을 받는다. 과거에는 지방에서 암 진단을 받은 뒤 서울의 대형병원에서 다시 확진 받고 싶어 하는 사람들의 부탁이 많았다. 그런데 이제는 지방대학병원에서도 전문 암센터들이 생겨 진료의 질이 비슷해지다 보니 이런 부탁은 줄어들고 있다. 요즘은 건강검진에서 이상이 발견된 뒤 정밀진단과 치료를 위해 '좋은 의사'를 소개해 달라는 부탁이 많다. 또는 지금 진료 보는 의사가 병을 못 고쳐주고 있거나, 마음에 안 드니 '더 좋은 의사'를 소개해 달라는 부탁들이다.

그런데 이 '좋은 의사' 부탁을 해결해 주기가 사실 쉽지 않다. 의료사회를 잘 접해 보지 않은 일반인들은, 의사들은 좋은 의사들을 선택하기가 참 쉬운 줄 안다. 그저 잘 알고 있는 좋은 의사를 소개만

해주면 되지 뭐 그리 어려운 일이냐고 할지 모르겠다. 그러나 결코 녹록지 않은 일이 좋은 의사를 선택하는 일이다.

우선 현대 의료는 진단과 치료 분야가 많이 세분화돼 있기 때문에 적절한 진료과목을 선택하기조차 어려운 경우들이 많다. 예를 들어 척추질환이라고 하면 수술과 비수술 영역의 여러 가지 치료 방법들이 있고 각 영역 안에서도 어떤 방법으로 치료하는가에 따라 전문 영역이 많이 세분화해 있다. 이를 전공하는 의사들도 정형외과, 신경외과는 물론 재활의학과 및 마취통증의학과 등에 산재해 있다.

어렵게 세부전문 분야를 살펴 선택하였다면, 그다음으로 좋은 의사 고르기를 시작해야 한다. 중요한 것은 그 의사의 실력이다. 부탁하는 사람들은 대부분 실력 있는 의사를 원하기 때문이다. 그런데 필자도 사실 어떤 의사가 실력이 좋은지는 정확히 파악하기가 쉽지 않다. 전공 분야도 다르고, 더욱이 내가 직접 치료받은 적도 없기 때문이다. 따라서 여러 명의 의사를 한꺼번에 소개해 준 뒤 스스로 선택하라고 권유한다.

스스로 선택할 때의 기준은 첫째 얼마나 많은 환자를 보았나이다. 실력은 우선 많은 임상경험에서 나오기 때문이다. 그러나 단점도 있다. 이런 의사들은 진료 예약이 많이 밀려있어 예약 잡기조차 쉽지 않다. 수개월 또는 1년 이상 예약이 밀려 있는 경우도 있다. 진료 예약까지 앞당겨 달라는 부탁은 하지 말아야 한다. 대부분

청탁으로 간주돼 김영란법에 저촉 받는다.

그런데 정말로 환자에게 좋은 의사란 과연 어떤 의사일까. 우선 좋은 의사가 되기 위한 7가지 필수 자질이 있다.

첫째, 환자와 소통을 잘해야 한다. 그러니 의사는 우선 환자의 말을 잘 들어주어야 한다. 몸과 마음이 아픈 환자이기 때문에 의사들에게는 원활한 소통을 위한 인내심도 있어야 한다. 또 환자 가족과의 소통도 중요하다. 때로는 진단과 치료에 중요한 정보를 가족들로부터 얻는 경우들도 있기 때문이다.

둘째, 조직적인 사고방식을 갖고 있어야 한다. 이는 진단과 치료방법의 선택에 매우 중요하다. 진단에 이르는 과정이 머릿속에 명쾌하게 잘 정리돼야 한다. 우선 진단을 잘 해야 적절한 치료를 시작할 수 있다. 어느 영역에서도 마찬가지겠지만 진단의 첫 단추를 잘 꿰야 치료 성공률이 높아지기 마련이다.

셋째, 성실해야 한다. 의학은 항상 발전하고 있으므로 의사들은 평생 공부를 게을리하지 말아야 한다. 만약 치료율을 높이는 새 치료법이 나왔는데 예전 치료방법을 고수하고 있으면 되겠는가. 내과 영역이나 외과 영역이나 마찬가지이다. 새 수술법이 더 효율적이라면 그 수술 방법을 익히기 위해 더 공부하고 노력하여야 한다.

결국 조직적 사고방식과 성실함은 그 의사의 실력과 비례한다.

넷째, 환자와 공감하고 환자 스스로 보살핌을 받는다고 느끼게 해야 한다. 이를 위하여 의대생들은 환자 역할을 하는 임상 실습을 하기도 하지만, 심정적으로 환자와 공감하는 것이 더욱 중요하다. 환자들은 의사들의 논문 실적에는 관심이 없다. 의사가 자신의 심정에 공감하고 있는지, 또는 실제로 자신을 돌보고 있는지에 더 관심이 많다. 이는 환자의 신뢰감 상승과도 밀접한 관련이 있다.

다섯째, 다른 의사와 협력해야 한다. 의사라고 해서 그 병에 대하여 다 알 수가 없다. 다른 의사들의 지식을 빌려올 줄 알아야 한다. 또 자기가 그 병을 끝까지 고칠 수 없다면 다른 의사들과 허물없이 상의해야 한다. 때로는 환자에게 그 의사를 소개해 줄 수도 있어야 한다. 다른 의료진과 팀플레이를 하는 것도 중요하다.

여섯째, 환자를 적극적으로 옹호해야 한다. 사회문화와 제도적으로도 환자 편에 서라는 것이다.

마지막으로 일곱째, 의사는 훌륭한 인격과 매너를 가져야 한다. 특히 거만해서는 안 된다. 항상 예의 바른 질문을 하고 주의 깊게 들어야 한다.

위의 7가지를 모두 갖춘 의사들이 정말 '좋은 의사'이다. 그런데 의사들도 사실 그 의사가 얼마나 좋은 의사인지는 정확하게 알 도리가 없다. 위 7가지 요소는 대부분 그 의사 내면의 소양이기 때문이다. 의사의 내면을 다른 의사들이 쉽게 알 수는 없다. 환자들로서는 '좋은 의사' 찾기가 더 어려울 것이다.

미국이나 영국에서는 공공 기관이나 전문 학회 등에서 환자에게 적절한 의사를 추천해 주기도 하지만 우리나라에는 아직 이런 시스템이 없다. 따라서 환자의 입장에서 좋은 의사를 찾기 위해서는 위에서 열거한 7가지 요소에 그 의사가 얼마나 가까운지를 스스로 판단해야 한다. 그 의사에게 진료받았던 친지들, 주변 사람들에게 믿을만한 의사를 추천을 받는 것도 좋다. 다양한 루트를 통하여 가능한 많은 정보를 얻어야 한다. 의사 추천 앱이나 포털 사이트의 카페, 블로그의 글을 검색하는 방법도 있다. 각종 SNS를 활용해 적극적으로 정보를 수집할 수도 있다. 환자동호회, 또는 질병 이름의 동호회들도 많으니 이런 곳에 가입하여 자신의 질환에 대하여 많이 공부하고 스스로 노력하면 '좋은 의사'를 찾는 데 도움이 된다.

시간을 들여야 되는 일이지만 여러 의사와 면담해 보는 것도 좋다. 의사가 남자인지 여자인지, 젊은지 아닌지는 중요하지 않다. 그보다 신뢰할 만한 의사인지, 나를 가족처럼 보살펴줄 의사인지를 살펴봐야 한다. 그러려면 성급히 결정하지 말고 직접 여러 의사와 면담해 보는 것이 좋다. 의사와 면담하라니 낯설고 어색하게 들릴 수도 있을 것이다. 그러나 의사 선택은 자신의 평생 건강과 안전을 결정짓는 아주 중요한 일이라는 사실을 염두에 둬야 한다. 남의 말만 듣고 무턱대고 의사를 결정했다가는 후회할 수도 있다.

현대사회에서 이제 의사들은 의료를 서비스하는 사람이고 환자들은 서비스의 소비자다. 어떤 상품을 예로 들면 소비자의 구매는 개인이 결정하는 것인데, 의료서비스도 마찬가지이다. 다만 의료서비스는 의사와 환자 간 정보의 비대칭성이 존재한다. 또 그 정보가 상당히 어려운 고급 정보이면서 자신의 건강과도 직결되기 때문에 상품구매처럼 쉽게 결정을 하기 어려운 것이 문제이다. 그 문제 해결을 위해서 환자 스스로 능동적으로 '좋은 의사'를 찾는 노력을 하기를 권유한다.

39

좋은 의사는 어떤 환자를 좋아할까?
좋은 환자의 7가지 조건

"아침에는 네 다리로, 낮에는 두 다리로, 저녁에는 세 다리로 걷는 짐승이 무엇이냐?"

그리스 신화 속의 스핑크스가 지나가는 여행자에게 낸 수수께끼이다. 이 문제를 풀지 못하면 여행자를 잡아먹었다는 전설인데, 이에 대한 답은 이제 누구나 알고 있는 바로 '인간'이다.

노인이 되면 누구나 잘 걷지 못한다. 지팡이에 의존하게 된다. 잘 걷는다고 해도 나이가 들면서 각종 성인병에서 자유로운 사람들은 거의 없다. 이렇게 사람은 누구나 환자가 된다. 따라서 누구나 당면하게 되는 '좋은 환자'가 되는 방법을 미리 익혀두어야 한다.

좋은 환자는 어떤 환자일까? 우선, 자신이 아프지 않을 때부터 자신의 건강에 대해 궁금해하는 사람이다. 불편한 증상들에 대해 관심을 갖고, 병이 생기면 해당 병에 대해 스스로 많은 정보를 수집해 공부를 해서 알아 두는 것이 좋은 환자가 되는 가장 좋은 방법이다. 즉, 좋은 환자란 자신이 건강할 때부터 자신의 몸 상태에 귀 기울이는 습관을 가진 사람이다. 또한 건강할 때 1차 진료 의사와 좋은 관계를 구축해 두면, 아프거나 다쳤을 때 최상의 진료를 받을 수 있다. 해당 의사는 당신의 모든 건강 문제를 상담하고 이해해 줄 수 있는 최고의 도우미가 된다. 집에 화재가 나기 전에 소방관에게 미리 불조심에 대한 교육상담을 받는 것과 비슷하다고 보면 된다.

좋은 환자가 되기를 원하는 모든 이에게 해당되는 기본사항으로 우선 건강한 생활습관을 들 수 있다. 이 습관은 질병 예방 차원에서 중요하다. 평생 건강한 기간을 늘려주며 병의 발생을 늦춰준다. 병이 생기더라도 회복에 유리하다. 따라서 평소에 충분히 운동하고 통곡물, 과일, 채소가 풍부한 균형 잡힌 식단을 섭취하고 충분히 자야 한다. 스스로 미리 자신을 돌보는 것이 질병을 예방하고 건강을 유지하는 가장 좋은 방법이다.

구체적으로 좋은 환자가 되기 위해서는 다음 같은 일곱 가지 실용적 방법이 있다.

첫째, 평소 자신의 건강을 체크해 줄 주치의를 찾는다. 가능하다면 집에서 가까운 병원을 선택해 주치의가 될만한 의사를 점찍어 두는 것이 좋다. 대화와 소통이 잘 되는 의사를 만나면 금상첨화이다.

둘째, 매년 정기적으로 건강검진을 받는다. 정기검진이야말로 자신의 건강을 관리하고 의사와 소통할 수 있는 최선의 방법 중 하나이다.

셋째, 진료 시에는 자신이 우려할 만한 건강 상황, 평소에 불편하였던 증상들은 미리 적어서 요약해 의사에게 보여주는 것이 좋다. 자동차 서비스센터를 방문할 때도 예약 시에 어느 부위가 이상이 의심되는지를 미리 알려주지 않는가? 우리나라 종합병원의 평균 진료시간은 6.2분이라고 하며, 환자들이 만족하는 진료시간은 약 9분이라고 한다. 병원 규모가 작아질수록 진료시간은 늘어날 수 있지만 대체로 10~15분을 넘지 않으므로 궁금한 사항을 요약하지 않으면 의사가 자신의 전체 질문 목록에 대답하지 못할 수도 있다. 따라서 자신의 증상이나 궁금했던 질문의 체계적인 목록을 미리 작성하자. 특히 복용하는 약이 있다면 상세히 전해줘야 한다. 나이가 들수록 더 많은 다양한 약을 복용할 수 있다. 따라서 의사가 단시간에 파악할 수 있도록 자신이 복용해 왔던 약의 종류들과 복용 기간, 또한 재복용하는 약들의 리스트들도 미리 잘 요약해 진료 시 의사에게 보여주는 것이 좋다. 약물에 대한 반응, 부작용 등도 꼼꼼히 기록해 의사에게 보여주면 더욱 좋다. 의사가 바쁘다며 이를 외면한다면 가급적 의사를 바꿀 것을 권한다. 요즘 '진짜

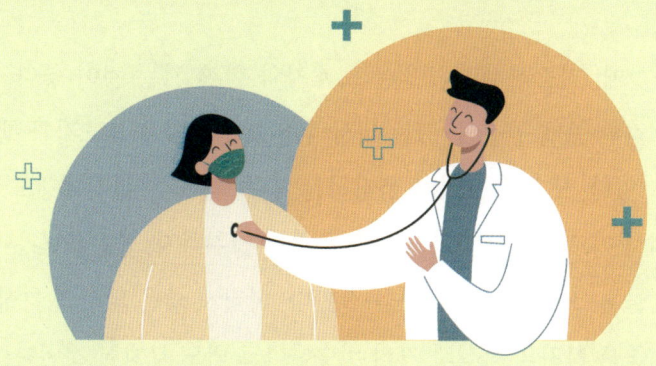

좋은 환자란 자신이 건강할 때부터 자신의 몸 상태에
귀 기울이는 습관을 가진 사람이다

명의'들은 진료를 위해 환자의 목소리에 귀 기울인다.

넷째, 최근 시행했던 검사 결과가 있다면 반드시 챙겨가야 한다. 불필요한 재검사를 하지 않을 수 있다. 선행 병원의 의사에게 어떤 언질을 받았다면 필히 의사에게 전해줘야 한다. 더 정확한 정보를 공유할수록 더 나은 치료를 받게 된다. 가능하다면 선행 의사의 진료의뢰서, 의견서 등을 챙겨가면 더욱 좋다.

다섯째, 가능하다면 병원은 보호자와 함께 가는 것이 좋다. 자신이 경황 중에 놓칠 수 있는 의사의 권고나 처방을 보호자가 챙겨줄 수 있다. 또한 보호자가 생각하는 '좋은 의사'는 본인에게도 '좋은 의사'이므로 보호자의 의견도 충분히 청취하자. 좋은 의사는 환자는 물론, 보호자와도 소통을 잘한다. 따라서 좋은 의사의 특성은 결국 좋은 환자의 특성과 거의 비슷하다고 봐도 무방할 것이다.

여섯째, 자신의 몸을 돌봐주는 의사를 신뢰해야 한다. 의사들이 진료 시 가장 어려워하는 환자들은 바로 의심이 많은 환자이다. 진료 후 처방을 해도 의사를 신뢰하지 않으면 제대로 치료의 길을 따라가기 힘들다. 일단 전문가의 조언을 존중하고, 치료에 스스로 협조하는 환자가 돼야 한다. 초록동색이라고 비난하는 사람이 있을지 모르겠지만, 의사로서 주치의의 설명을 이해하고 동의했지만 예후가 만족스럽지 않을 때 무조건 의사 탓으로 돌리는 환자들도 안타깝다. 그럴수록 합심하여 더 나은 치료를 위하여 함께 노력해야 한다. 의사를 신뢰하면 질병의 반은 낫고 시작하는 것이다. 기적도 대부분 이럴 때 일어난다.

마지막으로 일곱째, 환자는 의사에게 솔직해야 한다. 많은 환자들이 의외로 의사에게 갖가지 사실을 숨긴다. 솔직히 말하려는데 옆에 간호사 등이 있다면 간호사를 잠시 내보내달라고 요청해도 된다. 만약 변호사에게 의뢰인이 모든 것의 진실을 말해주지 않으면 어떻게 소송에 이길 수 있겠는가. 마찬가지로 자신의 건강을 지키는 일에 숨김이 없어야 한다.

내친김에 이와 관련된 유머 한 토막을 소개한다. 간이 좋지 않은 남성이 의사에게 갔다. 의사는 만성간질환으로 진단하고 우선 담배를 끊으라고 권유했다. "네" 하고 순순히 수긍하고 돌아간 환자가 몇 달 뒤 다시 왔는데 간수치에 변화가 없다. 의사는 술도 끊으라고 하였다. 몇 개월 후 다시 왔는데 역시 간수치에 변화가 없다. 의사는 마지막으로 부부생활도 무리가 될 수 있으니 끊으라고 권했다. 몇 달 뒤 다시 방문하였는데 이번에도 간수치에 변화가 없다. 의사는 환자에게 "회복이 잘되지 않네요" 하면서 "그런데 술, 담배, 부부생활 다 끊으시고, 요즘 무슨 재미로 사세요?" 하고 물었다. 남성은 겸연쩍게 웃으며 대답했다.

"거짓말하는 재미로 삽니다."

40

의사들은 자기 건강 어떻게 챙길까
진료과별 의사들의 추천 건강법

    의사라는 직업 때문에 요즘 친구들을 만나면 건강상담이 부쩍 많아졌다. 나이가 들수록 건강에 대한 자신감도 떨어지고 이런저런 잔병치레도 있으니 그럴 만도 하다고 느낀다. 의사인 내가 건강을 위해 어떻게 생활하고 있는지 많이들 궁금해한다.

    누구나 일상생활에서 실천할 수 있는 최적의 건강습관에 대해 각 전문과목의 의사들에게 물었던 자료를 소개하려 한다. 건강하게 잘 살기 위해 의사들이 스스로 실천한다는 습관들이므로 이를 잘 따라 하면 여러분의 건강증진에도 큰 도움이 되리라 생각한다. 한두 번 습관을 들이면 결코 어려운 것이 아니므로 이 내용들을 잘 새겼으면 한다.

▲가정의학과 의사

1년에 한 번 의사에게 건강검진 진찰을 받는다. 이것은 다른 과목 의사들에게도 중요하다. 자신이 의사라는 것을 잊어버리고 다른 의사에게 가서 적어도 1년에 한 번 진료를 받는다.

매사에 항상 긍정적인 태도를 유지한다. 삶에 대한 전반적인 관점은 매우 중요하다. 긍정적인 사고는 심신을 건강하게 만들며 의학적으로도 심혈관 건강 개선, 수명 연장 및 기타 거의 모든 건강상의 이점과도 연관되어 있다. 어쩌면 당신의 건강에 가장 좋은 절대적인 습관이 될 수도 있다.

▲내과 의사

수면을 게을리하지 않는다. 적어도 7~8시간을 자도록 노력하며 가능한 한 일찍 자고 일찍 일어나는 습관을 기른다.

물을 충분히 마신다. 물병을 갖고 다니면 좋다. 적절한 수분 공급과 함께 물을 충분히 마시면 간식끊기에도 큰 도움이 된다.

소변은 참지 말라. 신호가 오면 즉시 소변을 보는 습관이 방광염 예방은 물론 신장에도 좋다.

일주일에 세 번 30분 이상 꼭 운동을 한다.

매년 필요한 각종 예방주사를 접종한다. 의사라고 해도 스스로 약을 조제하여 복용하지 말고 필히 전문과목 의사의 처방에 따른다. 특히 일반인이 스스로 판단해 복용하는 약들은 중복 복용으로 간손상을 일으키기 쉽다.

▲심장 전문의

출퇴근길을 활기차게 만들려고 노력한다. 걷거나 자전거로 출퇴근할 수 있는 환경이 최상이다. 매일 출퇴근을 통해 저절로 유산소 운동을 하는 것이다. 쇼핑몰 입구에서는 가장 멀리 주차하고 가능한 많이 걷는 습관을 기른다. 엘리베이터를 타지 않고 계단을 오르내리는 노력을 한다.

또한 심장병을 예방하기 위해 일주일에 2~3회 생선을 먹는다. 특히 포화지방이 많은 음식 섭취를 피한다.

어떤 심장전문의는 매일 감사일기를 써보라고 권장하기도 한다. 감사를 표현하는 것이 심장 건강에 긍정적인 영향을 미칠 수 있다는 것이다. 감사하는 마음만 가져도 몸의 염증수치가 줄어들고 전반적인 건강을 향상시킬 수 있으니, 감사는 마음뿐만 아니라 몸에도 좋다는 것이 분명하다.

▲내분비내과 의사

가능한 섬유질이 풍부한 음식을 먹고, 점심에 배부르게 먹고 간식은 최소화한다. 직장인은 책상에 채소(보통 당근, 오이, 피망) 한 봉지를 보관하도록 권장한다. 간식이 생각나면 채소나 과일을 먹으라는 것이다.

후식으로는 주스를 마시는 대신 과일을 통째로 먹으면 설탕이 훨씬 더 천천히 흡수된다. 이렇게 하면 식후 고혈당이 예방되고 당뇨병이 멀어지게 된다.

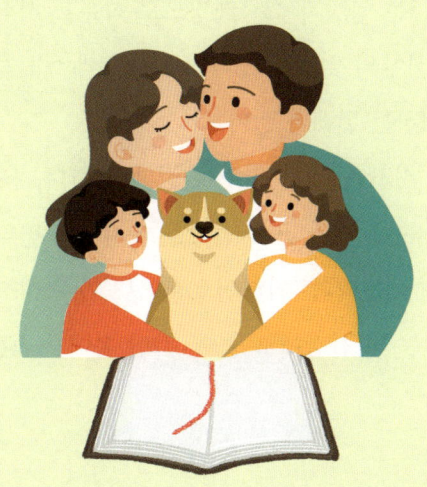

매일 감사일기를 써보라고 권장하기도 한다
감사를 표현하는 것이 심장 건강에 긍정적인 영향을
미칠 수 있다는 것이다

외식을 줄이고 가능한 집에서 요리를 하면 더욱 좋다. 휴대폰도, 텔레비전도, 컴퓨터도 없이 가족과 함께 식탁에서 먹고 이야기하는 것이 중요하다.

▲정신건강의학과 의사

매일 아침 15분 명상과 스트레칭으로 하루를 시작한다. 심호흡과 함께 오늘 하루의 일정을 생각하면 스트레스도 줄어들고 일과에 집중을 유지하는 열쇠가 된다.

점심시간에 시간을 내서 외부로 산책을 한다. 운동도 되고 야외에서 햇빛 노출은 뼈와 근육 건강을 유지하고 면역 체계를 강화하는 데 도움이 되는 천연 비타민 D를 신체가 합성하는 데 도움이 된다. 비타민D는 뇌 건강에도 좋다. 자연 속에서 기분이 좋아지는 것은 덤이다.

▲피부과 의사

화장품 중에서도 미백제품은 가능한 사용하지 않는다.

항상 자기 전에 세수한다. 매일 밤에 하루 종일 쌓인 메이크업과 유분, 노폐물을 모두 제거하는 것이 중요하다는 것이다. 얼굴의 불순물은 모공을 막고 눈을 자극하여 붓기를 유발하고 주름을 유발한다. 그리고 자기 전에 충분한 보습을 하는 습관을 권장한다. 피부의 각질은 피부건강를 위한 자체보호시스템 중의 하나로 필요한 것이다. 그러니 때를 민다며 강제로 무리하게 제거하지 말라.

▲정형외과/신경외과 의사

앉을 때에는 단단한 의자에 앉으려 노력한다. 건강한 뼈와 자세를 유지하려면 푹신한 소파에 오래 앉아 있지 말라. 푹신한 의자는 허리뼈(요추)의 지지에 상당히 불리하다.

직장에서든 어디서든 한 시간 이상 한 의자에 앉아 있지 말고 일어나 등근육과 관절들을 5분 이상 스트레칭하도록 노력한다.

운전자세도 중요하다. 무릎은 약간 굽히는 것이 좋다. 시트를 너무 뒤로 젖히지 말고 올바른 자세로 시트 뒤에 중추라인을 붙이고 운전한다. 등받이 각도는 90도에서 살짝 뒤로 젖히는 정도가 알맞다. 헤드레스트는 목을 편안하게 하는 용도가 아니고 목을 보호하는 용도다. 따라서 목이 걸쳐지면 안 된다. 뒤통수와 만나도록 조절해야 한다.

▲안과 의사

안과 의사들은 야외에서나 운전할 때 꼭 선글라스를 착용한다. 모든 종류의 눈 손상과 문제를 일으킬 수 있는 태양의 자외선 A 및 자외선 B를 100% 차단하는 선글라스가 좋다. 흐린 날에도 UV 광선은 여전히 빛을 발하여 눈을 때리거나 손상시킨다. 차량에는 자외선 차단 필름을 붙인다.

▲정맥질환 진료 의사

자주 앉거나 서 있어야 한다면 압박스타킹을 착용한다. 압박

양말은 오랜 시간 서 있거나 앉아 있을 때 발생할 수 있는 부종(중력 의존성 부종)을 줄이는 데 누구에게나 도움이 된다. 압박스타킹은 또한 비행기나 자동차 여행 중 또는 심지어 사무직에서 일할 때와 같이 장기간 움직이지 않는 동안 다리 정맥에 심부정맥혈전증이 발생할 위험을 줄이기 위해 건강한 사람에게도 중요하다. 근본적인 의학적 문제가 없더라도 압박양말은 다리의 피로, 불편함 및 붓기를 줄이는 데 도움이 될 수 있다.

의사들끼리 하는 말이 있다. 물론 우스개 소리지만 '의사가 하는 말은 따라서 하되 의사가 하는 행동은 따라 하지 말라'는 말이 있다. 이런 말이 있다는 것은 의사들도 건강수칙을 지키고 실천하기가 꽤 어렵다는 뜻이리라. 정작 환자들이나 주위 사람들에게는 건강을 지키기 위한 여러 가지 수칙들을 열심히 설명을 해놓고는 정작 자신들은 그 수칙들을 실천하지 못하고 있는 것이다. 아직도 흡연을 하고, 술을 많이 마시고, 기름진 고기를 좋아하면서도 운동을 하지 않는 의사들이 주변에 수두룩하다. 의사들도 사람이니 어쩌랴 하면 그만이지만, 필자는 적어도 비만클리닉의 의사는 뚱보여서는 안 된다고 느끼는 의사들 중의 한 사람이다.

41

유명 의사와 친절 의사, 누가 좋은 의사일까?

일반인의 의사에 대한 편견과 오해

의사가 건강에 대한 전문가임은 누구나 알고 있다. 그러나 모든 의사가 모든 사람의 건강에 대한 전문가가 될 수는 없다. 의사가 건강의 비전문가보다 지식이 많은 것은 당연하지만 그 사실이 곧 어떤 의사라도 자신의 주치의가 될 수 있다는 것은 아닌 것이다. 언젠가 TV 드라마에서 의사라면 어떤 사람이라도 살릴 수 있다는 오해가 들 정도로 의사가 모든 병에 대한 전문가처럼 그려지고 있는 것을 보았다. 일반인들을 충분히 곡해시킬만한 스토리 전개도 많았다. 이참에, 의사들은 알고 있지만 대부분의 일반인들은 알지 못하는 사항들을 몇 꼭지 소개하려 한다. 이런 사항들을 미리 알아두면 자신 건강 유지에도 큰 도움이 될 것이다.

의사라면 모두 약을 처방할 수 있을까?

처방은 가능하다. 그러나 당신의 질환과 병에 대한 정확한 처방을 모든 의사가 할 수 있는 것은 아니다. 예를 들면 진단병리의사나 영상진단의사 등은 전문의 수련과정 중에 어떤 특정한 임상질환에 대한 훈련을 받은 것이 아니기 때문에 정확한 처방에 한계가 있을 수밖에 없다. 외과 영역 의사가 내과 영역의 질환에 대해 정확히 처방을 내릴 수 없는 것도 마찬가지이다.

또, 모든 의사가 엑스레이(X-ray)를 판독할 수 있는 것은 아니다. 그것은 영상의학을 전공한 전문의의 영역이다. 물론 각 임상과의 전문의도 자기 영역의 일부 영상검사에 대한 자료를 판독할 수는 있지만 영상의학을 전공한 의사들의 경험이 훨씬 더 풍부하다. 초음파검사, 컴퓨터단층촬영(CT) 및 자기공명영상(MRI) 검사 등은 더욱 그들의 전문 영역이다. 대부분의 임상과 의사들이 당신에게 전해주는 영상검사 결과는 영상의학과 전문의들이 판독한 자료를 단지 읽어주는 것이라고 생각하면 된다. 모든 영상의 이미지에서 무엇이 정상이고 무엇이 비정상인지 이해하려면 많은 경험이 필요하다.

청진기는 의사의 상징이다. 그래서 그런지는 몰라도 TV 드라마를 보면 대부분의 의사들이 청진기를 갖고 있다.

그러나 청진기로 심장 박동을 듣는 것만으로는 의사가 알 수 있는 것이 많지 않다. 심장박동이 빠른지 느린지 정도는 맥박만 측정해도 된다. 청진기는 심장박동이 불규칙한지 규칙적인지 아는 것이 거의 전부이다. 듣기만 해서 할 수 있는 진단은 많지 않다. 의사가 심장 박동을 들었다고 해서 심근경색증을 진단하고 즉시 치료가 필요하다는 사실은 알 수 없는 것이다. 심근경색증은 초음파 검사를 해도 알 수 없다. 심장혈관조영술을 해야만 정확한 진단이 가능한 것이다.

전기 충격기를 사용해도 모든 사람을 다시 살릴 수는 없다. 영화와 TV 드라마에서는 너무 쉽게 심정지로 쓰러진 사람들을 살린다. 심장전기충격기를 사용하여 누군가를 소생시킬 수는 있지만 이는 매우 특정한 상황에서만 가능하다. 특정 유형의 심장 부정맥에서만 작동하는 것이다.

열이 있는데 항생제를 처방 안 한다고 걱정하는 환자들을 보았다. 그러나 대부분의 열에는 항생제가 필요하지 않다. 항생제는 말 그대로 세균, 즉 박테리아에 대항하는 약물이다. 많은 질병이 항생제만으로 나을 수 없다. 박테리아가 원인이 아닌 질환들이 훨씬 많다. 열이 나는 경우에 항생제를 사용한다고 해서 열이 빨리 내리지도 않는다. 사실, 대부분의 열은 조기에 진단조차 할 수 없다. 열에 대해 치료가 필요하지 않다는 것이 아니라 특정 항생제의 치료가 필요한 경우가 매우 적다는 것이다. 항생제를 투여하지 않는 의사가 더욱 정확한 의사일 수도 있으니 믿고 따르는 것이 좋겠다.

증상이 없어진 뒤에도 의사가 처방을 계속한다면서 그 의사를 신뢰하지 않는 경우들을 보았다.

그러나 질병에 대한 치료는 증상이 사라진 후에도 일정 기간 계속돼야 한다. 단지 증상이 완화되었을 뿐 병이 완전히 치료된 것이 아닌 경우가 더욱 많기 때문이다. 질병의 증상만이 사라지고 질병의 뿌리가 남아있는 것이기 때문에 지속적인 치료가 필요하다. 물론 이런 경우 환자가 치료를 중단하면 질병은 다시 나타난다. 다시 치료를 시작하면 그 치료 기간은 더욱 늘어나게 된다. 따라서 대부분의 질병 치료는 증상 완화를 넘어 계속되어야 한다. 이렇게 치료하는 의사들을 신뢰하여야 한다.

의사들은 대부분 플라세보(Placebo) 효과를 믿는다.

그런데 일반인들은 이를 믿지 않은 경향이 많다. 플라세보 효과란, 의사가 환자에게 가짜 약을 투여하면서 진짜 약이라고 말하면 '나는 좋아질거야'라고 생각하는 환자의 믿음 때문에 병이 낫는 현상이다. 즉, 누군가가 알약이나 치료를 받았을 때 실제로 치료에 영향을 미칠 수 없는데도 환자에게는 긍정적인 결과가 나타나는 경우이다. 의학적으로 표현하면 플라세보 효과란 약물학적 작용 또는 다른 어떤 직접적인 신체 작용의 이론으로 설명될 수 없는, 물질, 기구 또는 시술에 의한 유익한 반응을 말하는 것이다. 중요한 것은 해당 치료를 받으면 문제가 해결될 것이라는 환자의 믿음이 중요하다. 즉, 긍정적인 생각이 긍정적인 결과를 가져오는

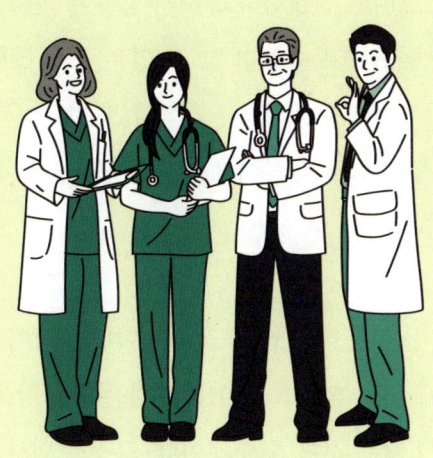

의사가 건강의 비전문가보다 지식이 많은 것은 당연하지만
그 사실이 곧 어떤 의사라도 자신의 주치의가
될 수 있다는 것은 아닌 것이다

것이다. 따라서 자신을 담당한 의사에 대한 신뢰는 무엇보다도 중요하다.

유명한 의사가 항상 최고는 아니다.
자신을 치료하는 의사가 정말 좋은 의사인지 알기는 참 어렵다. 치료 결과가 나쁘다고 해서 반드시 의사가 잘못했다는 것을 의미하지는 않는다. 그리고 친절하다고 해서 훌륭한 의사가 되는 것도 아니다. 의사가 얼마나 훌륭한지 알 수 있는 좋은 방법은 그를 알고 있는 다른 의사들에게 물어보는 것이다. 또한 자신과 같은 질환을 가지고 있는 환자들에게 물어보면 훌륭한 의사를 찾는 데 정말 도움이 될 수 있다.

당신은 의사가 "모릅니다"라고 말하면 어떤 생각이 드는가?
혹시 '내가 왜 이런 의사를 찾아왔나'라는 자괴감을 느끼는가? 그렇게 생각하지 않는 것이 좋을 것이다. 그것은 의사 스스로의 정직함의 표시이다. 항상 옳고, 항상 모든 것을 알고 있는 의사는 없다. 모르면서도 알고 있는척한다면 당신에게 정직하지 않은 것이다. 그것은 바로 의사인 척하는 의사이다. 모르겠다고 하면서 기꺼이 당신 앞에서 다른 의사에게 도움을 요청한다면, 바로 그 의사는 신뢰할 수 있는 의사라는 신호가 된다. 그러므로 "모르겠어요"라고 말하는 것을 다행으로 받아들여야 한다. 그것은 오히려 당신에게 좋은 일이 될 수 있다.

42

의사가 꺼리는 환자의 말 6가지
환자가 의사에게 하지 않으면 좋은 말들

병원을 방문하는 것은 누구에게나 즐거운 일이 아니다. 자신의 건강에 대한 걱정, 불안은 물론이고 사소한 증상으로 방문했는데 큰 병으로 진단받지 않을까 하는 두려움은 누구에게나 있을 수 있다.

'백의(白衣, Whitecoat)고혈압'이라는 것이 있다. 평소 집에서 측정하는 혈압은 정상이었는데 병원을 방문하여 흰 가운을 입은 의사들 앞에서만 혈압이 높아지는 현상이다. 이런 현상은 주로 노인, 여성, 체중이 적은 사람들에서 잦다. 또한 병원을 처음 방문하는 사람이나 특히 긴장을 잘하는 사람들에게서 많다. 이와 같은 사람들에게서 공통적인 것은 다른 사람들과 비교할 때 교감신경계가 쉽게 활성화된다는 것이다.

백의고혈압이 없어도 병원을 방문하는 자체가 사람들의 기분에 영향을 줄 수 있다. 교감신경계가 활성화돼 예민해진 나머지 자신의 건강 문제와 관련, 의사에게 침착하게 상담하지 못하는 사람들도 꽤 있으며 오히려 의사에게 공격적인 말과 행동을 보이는 경우들이 종종 있다. 이와 관련된 우리나라 통계는 보지 못했지만 미국에서는 환자 중 1/6 정도에서 이러한 문제를 갖고 있다고 한다. 물론 환자들이 이러한 태도를 보이는 것 자체가 다른 건강 문제의 증상일 수 있으므로 의사들은 더욱 찬찬히 환자들의 언행을 살펴보면서 정서적, 심리적 요구까지 충족할 만한 진료를 해야 할 것이다.

그런데 위와 같은 문제가 없는 환자들도 자신의 진료에 도움이 전혀 안 되는 언행을 보이는 경우들이 많다. 그동안 내가 만났던 의사들의 의견들을 종합해 보면 다음과 같은 말들은 의사에게 하지 않는 것이 좋을 듯하다.

첫째, 자신의 건강과 관련해 100% 사실이 아닌 것
환자가 자신의 증상, 생활 방식, 통증 수준 또는 약물의 효과를 경시하거나 과장하면 의사들은 혼란에 빠진다. 이러한 언행은 직접적으로 자신이 받는 치료의 질에 영향을 미칠 수 있는데 정작 자신은 깨닫지 못하는 경우가 많다. 진료에 관한 한, 사소한 거짓말이라도 잠재적인 약물과다복용이나 상호 작용을 유발할 위험이 있음을 깨달아야 한다. 모든 증상은 있는 그대로 정확히 표현해야 한다.

둘째, 다른 의사에 대한 불만

환자가 자신을 진료하는 의사에게 다른 의사에 대해 불평한다는 것은 대부분의 의사에게 당신을 경계하게 만들 수 있다. 그것은 곧 이 환자가 또 다른 의사에게 가서는 자신도 비난할 것이라는 가능성을 보여주는 것이기 때문이다. 사실 진료에 만족하지 않으면, 그 의사에 대한 불만은 누구나 가질 수 있는 것이다. 그러나 그런 불만은 자신의 마음속에만 갖거나 가족이나 주변 사람들과만 공유하는 것이 좋다. 현재 자신을 진료하는 의사에게까지도 불평을 하면서 "이렇게 진료해도 되는 겁니까"라는 말을 하는 환자들도 있다. 물론 환자의 심정을 이해하지 못하는 것은 아니지만, 그런 경우는 매우 특정한 경우일 것이다. 일반적인 진료에서는 대부분의 의사들은 불평하는 환자를 피하고 싶어 한다는 것을 알고 있는 것이 좋겠다. 불평이 아니더라도 진료실에서 의사에게 거만하거나 너무 시끄럽거나 적대적이거나 비꼬는 언행들도 자신의 진료에 절대 도움이 되지 못한다.

셋째, 100% 치료를 기대하는 말

모든 사람은 의사가 실수를 해서는 안 된다고 생각한다. 자신을 담당하는 의사에게는 더욱 그럴 것이다. 그러나 의사가 신이 아닌 이상, 100% 치료에 성공하는 의사는 이 세상에 없다. 의사도 자신과 같은 사람이다. 실수하지 않는 의사는 없으며, 훌륭한 의사일수록 그 실수 빈도가 낮을 뿐이다. 환자는 의사가 파트너라는 것을 깨달을 필요가 있으며 너무 기대치를 높여 의사에게 부담감을 주는 것은 결코 바람직하지 않다. 의사들은 다만 매사 진료와 치료에 최선을 다할 뿐이다.

넷째, 근무 시간이 아닐 때 진료상담을 원하는 것

의사도 때때로 공공장소에 외출하는 것을 포함하여 사생활에 대한 권리가 있다. 환자가 식당, 골프장 또는 지역사회 행사에서 의사와 마주쳤을 때 의사의 진료를 받는 것은 피해야 한다. 환자와 마찬가지로 의사들도 쉬는 시간에 일하기를 원하지 않는다. 그리고 더욱 문제는 이러한 장소에서는 적절한 신체검진 절차는 물론 검사 결과도 없이 환자의 말에만 의존하여 진료상담을 해야 한다는 것이다. 환자 측에서는 "그까짓 것 만난 김에 진료상담을 좀 해 주면 안 되나?"라고 가볍게 생각할지 모르나, 의사 입장에서는 아무런 보상도 없이 자신의 말에 책임을 져야 한다는 것임을 많은 환자들은 알지 못하고 있다.

다섯째, 가족이나 다른 환자의 진료상담까지 원하는 것

소아과를 방문하는 엄마들이 이런 경우가 흔하다고 한다. 다른 아이들까지의 증상을 이야기하며 형제자매에 대한 진료상담을 원하는 것이다. 설령 증상이 비슷하다고 해도 환자 없는 진료란 원천적으로 있을 수 없다. 환자 측에서도 불명확한 진료상담의 결과를 자신이 책임져야 한다는 사실을 모르고 있다.

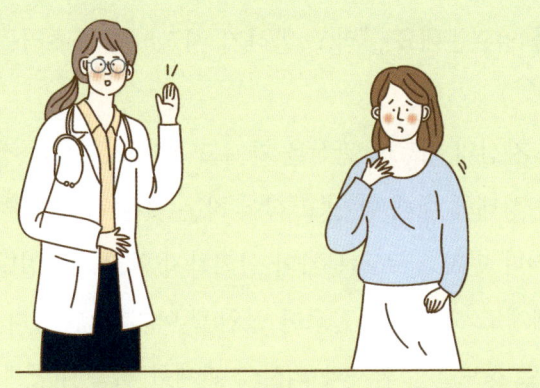

의사가 신이 아닌 이상,
100% 치료에 성공하는 의사는 이 세상에 없다

여섯째, 닥터 구글(Dr. Google)의 이야기

최근 들어 의사들은 환자로부터 닥터 구글의 이야기를 많이 듣는다. 닥터 구글이란 구글로 검색할 수 있는 의학정보들이다. 구글에는 거의 매일 업데이트되는 최신 의학정보들은 물론 진단과 치료와 관련된 상세한 방법들, 합병증 등 세상의 온갖 정보가 다 있다. 국내 포털사이트들도 마찬가지이다. 대부분의 의사들은 환자가 "온라인으로 내 증상을 찾아봤는데요…" 또는 "인터넷에서 이 기사를 읽었는데요…"라고 말하기 시작하면 움츠러들기 시작한다.

환자가 자신의 치료에 관심을 가지고 온라인 기사나 정보를 읽고 의학적 상태에 대해 더 알고 싶어 하는 것은 결코 나쁜 일이 아니다. 그러나 먼저 의료 전문가와 상의하지 않고 자가진단하는 것은 환자에게도 오히려 불필요한 불안을 야기할 수 있다. 실제로 포털사이트 정보들은 환자와 의사의 관계를 더욱 어렵게 만든다. 구글의 정보를 이길 수 있는 의사는 이 세상에 없다. 그러나 구글이 당신의 신체검진까지 하지는 못한다. 구글은 당신의 얼굴을 살펴보지도 못하고 정서적인 감정을 추측하지도 못한다. 의사는 진단과 정확한 치료방법을 결정하기 위해 거쳐야 하는 특정 프로토콜이 있다. 즉, 증상, 가족력, 복용 중인 약물 등 모든 제반 사항을 고려하며 최선의 방법을 찾는다. 따라서 온라인에서 조사한 내용을 맹신해서 혹시 의사와의 관계를 해칠 수 있는지 가슴에 새겨두는 것이 좋다.

43

의사가 환자 말 경청해야 하는 까닭은?
의사의 소통기술 5가지

의사와 환자 간의 정보 교류나 의사소통이 제대로 안 되면 의외의 낭패를 보곤 한다. 예를 들어 어떤 약을 복용하고 있는 환자가 그 약에 대한 정확한 정보를 의사에게 말하지 않으면 추가 투여하는 약물 때문에 엉뚱한 진료 결과가 빚어질 수 있다.

따라서 의사는 환자가 단순히 말해주는 정보보다는 환자가 가지고 있는 처방전을 확인해야 한다. 물론 환자도 병원을 방문할 때 다른 의사로부터 받은 처방전을 보유하고 있어야 가능한 일이다. 환자들은 일반적으로 의사가 묻지 않는 사항에 대하여 말을 아끼는 편이다. 그러므로 의사는 환자의 병에 대한 가능한 많은 정보를 정확히 전달받을 수 있도록 질문을 상세히 해야 하며 환자들은 이에 적극적으로 협조해야 한다.

《뉴욕타임스》의 2015년 기사에선 미국 의료 기관의 서비스 품질을 인증하는 비영리 단체인 합동위원회(Joint Commission)의 보고서를 검토한 결과, 병원에서 심각한 건강 악화 결과의 70% 이상의 원인이 의사소통 실패인 것으로 나타났다. 환자 3명 중 2명은 정확한 진단도 모른 채 퇴원한다고 하며, 또 다른 연구에 따르면 환자의 60% 이상이 진료실에서의 지시 사항을 잘못 이해했다고 한다. 또한 의사는 증상에 대한 환자의 설명을 평균 18초 간 듣는다고 한다. 미국의 통계이지만 우리에게도 시사하는 바가 크다.

병원에서는 당연히 우선적으로 해당 질환에 대한 의사소통이 중요하다. 그러나 간혹 질환과 관련 없는 환자의 정서적 환경이나 주변 상황에 대한 이야기를 듣는 것도 중요하다. 실질적으로 병원에서는 환자가 의사에게 질문할 기회는 제한적이다. 따라서 의사가 환자에게 감정 이입하는 경우는 극히 드물게 된다. 예를 들면, 눈물을 흘리는 환자가 사랑하는 사람의 최근 죽음에 관해 이야기했는데, 의사의 다음 질문은 "어느 쪽 배가 아프지요?"인 격이다. 힘든 약물 투여를 포기하는 환자에게 '자기가 포기하는 데 할 수 없지'라고 생각하기 전에 그 약물의 필요성을 성의 있게 설명하고, 환자의 어려움을 들어주고 공감을 하면서 계속 설득하여 다시 약물을 투여하기까지는 많은 의사소통이 있어야 가능하다.

의학계에서 '대인 관계 및 의사소통 기술'에서 의사를 훈련하고 테스트해야 할 필요성이 공식화한 것은 1999년 미국내과전문가그룹(American Board of Medical Specialties)이라는 단체에서 시작됐다. 그들은 의사의 핵심 역량 중 하나로 의사소통 기술을 꼽았다. 미국의 각 의과대학과 레지던트 프로그램에서 이러한 기술에 대해 학생들을 교육하고 테스트하기 시작했지만, 아쉬운 것은 의사가 교육을 마친 뒤 이에 대해 거의 평가되지 않았다고 한다.

설명하고, 경청하고, 공감하는 의사의 능력은 환자의 치료에 지대한 영향을 미친다. 필자가 대학병원 재직 시 의대생들에게 가르친 몇 가지 팁을 소개해 본다.

첫째, 환자와 눈을 마주친다

환자가 진료실에 들어서면 환자의 이름을 부르고 눈을 마주치며 인사한다. 환자가 편안함을 느끼도록 해야 한다. 요즘 진료는 모두 전자의무기록(EMR)이라는 차트 시스템을 사용한다. 따라서 컴퓨터 화면만 들여다보면서 진료실에 들어선 환자 쪽으로 얼굴도 안 돌리는 의사들이 많다. 환자보다 컴퓨터 화면을 보는 데에 더 많은 시간을 할애한다면 환자 만족도가 어찌 될지는 자명한 일이다. 필자가 존경하는 어느 내과 선배는 진료실에 들어서는 환자마다 일어서서 맞으면서 환자의 손을 직접 잡고 진료의자에 앉힌 다음 자신이 앉는다. 실력도 으뜸이지만 소통 기술도 일등인 의사였다. 진료 전에 대화가 없어도 이러한 행동 만으로도 환자 스스로 의사로부터 관심을 받고 있고 또한 돌봄을 받는다고 느끼게 만드는 데 큰 도움이 된다.

둘째, 환자에게 우선 말할 기회를 준다

환자에게 최소 1분 동안 먼저 이야기할 수 있는 시간을 주고 진료를 시작하는 것이 좋다. 의사의 말은 그다음이다. 환자에게 공감을 나타내는 말과 제스처도 중요하다. 많은 환자들이 공감을 훌륭한 의사의 가장 중요한 자질로 생각한다는 증거들이 있다. 공감하지 않으면 환자도 술술 자신의 이야기를 풀어내지 않는다. 환자가 직접 말하기 꺼린다면 동행한 보호자를 동원하는 것도 좋다. 질환을 극복하기 위해서는 가능한 많은 사람들이 관련 정보를 공유해야 한다. 그래야 치료 기간이 단축된다.

셋째, 환자가 알아들을 수 있는 단어를 선택하라

의사들은 가급적 전문 용어를 사용하지 않는 것이 좋다. 전문 용어를 사용한다고 해서 자신이 더욱 전문적으로 보이는 것이 아니다. 어려운 의학 용어를 환자의 눈높이에서 쉽게 풀어 설명하는 것이 실력 있는 의사의 능력이다. 진료 후 환자 교육에도 신경을 써야 한다. 집에서 어떻게 활동해야 하는지 또는 어떤 음식을 먹어야 하는지에 대한 자세한 내용을 알려주어야 한다. 어떻게 보면 이런 병원 외 관리가 질병 극복에 더욱 중요하다. 제한된 진료 시간에 미처 알려주지 못한 내용들을 상세하게 설명해 주는 글이나 그림 자료, 또는 영상으로 진료 내용을 공유하는 것도 중요한 소통 방법이다.

넷째, 환자의 우려를 무시하지 말라

막연히 환자나 보호자들에게 "걱정하지 마세요"를 남발하는 의사들이 많다. 그런다고 환자가 걱정을 하지 않는다면 다행한 일이겠지만, 중요한 것은 환자가 왜 걱정을 하느냐이다. 그 이유가 확실히 없어질 때까지는 같이 걱정해 주는 것이 좋다. 이것도 공감인 것이다. 환자의 걱정을 막연히 최소화하는 것은 위험할 수도 있다. 환자에게는 오히려 무시하거나 무례한 것으로 해석될 수도 있으며, 환자를 걱정거리가 아닌 것처럼 대하면 앞으로 중요한 정보를 공유하지 않을 수도 있다.

다섯째, 진료 후에는 환자에게 진료 내용을 이해했는지 확인하라

그날의 진료 내용을 간단하고도 명확하게 정리하여 알려주고 다음 계획을 알려준다. 그리고 "잘 이해하셨는지요?" 또는 "다른 질문이 있는지요?"라는 질문으로 진료를 마치는 것이 좋다. 그리고 미소와 함께 환자를 배웅한다.

건강 유지와 질환 극복에 관한 한 환자는 의사와의 정보 공유만큼 중요한 것이 없다. 알고 보면 태어난 뒤 사람의 일생은 평생 정보 공유의 연속선 상에 있다. 사람을 왜 사회적 동물이라고 하는가?

삶의 거의 모든 것이 다른 사람과의 관계에서 결정되기 때문일 것이다. 살아가는 데 중요한 각종 교육은 선생님과의 정보 공유이며, 직장에서는 모든 동료와 정보를 나누고 있다. 사람의 몸과 마음은 정보 공유를 하고 있으며 동물과 식물도 정보 공유를 하고 있다. 더 나아가 생물과 무생물도 정보 공유를 하고 있다는 양자물리학 이론을 들추지 않더라도 사람과 사람 간의 정보 공유에서 가장 중요한 것은 소통임을 잊어서는 안 되겠다.

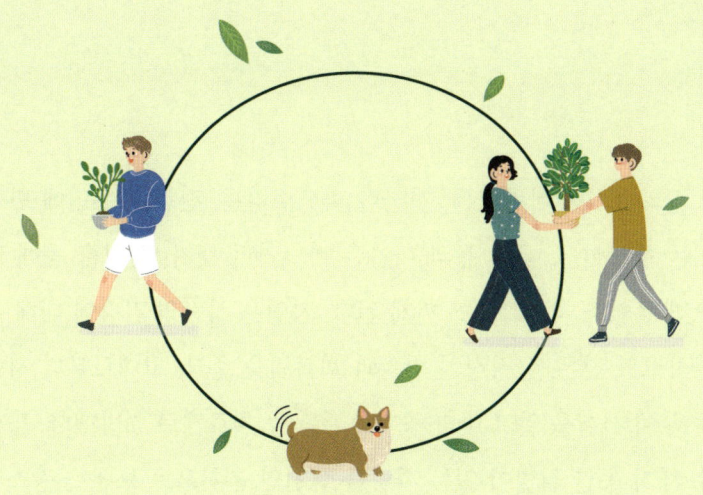

사람의 몸과 마음은 정보 공유를 하고 있으며
동물과 식물도 정보 공유를 하고 있다

44

의사가 약 대신 '상쾌한 바닷바람' 처방하면?

녹색처방의 효용

상쾌한 바닷바람이든, 잔잔한 파도소리든, 잔잔한 수면에 반짝이는 햇살이든, 우리 몸과 마음은 바닷가나 냇가, 산기슭 등에 있으면 무언가 치유력을 느끼게 된다. 자연은 사람의 건강에 대해 무한하고도 깊은, 긍정적인 기운과 회복력을 준다. 고대로부터 사람들은 이 사실을 알고 바다 공기를 우울증 치료제로 처방했다. 또한 수 세기 동안 질병이 있는 사람들을 천연 온천으로 보낸 프랑스인들, 건강하지 못한 사람들을 산속에서 치유하게 한 일본의 삼림욕 관행도 마찬가지였다.

사실 자연이 우리 신체나 정신에 활력을 줄 수 있다는 생각은 새로운 것이 아니다. 사람의 모든 감각은 자연과 연결된다는 사실은 고대인으로부터 현대인에 이르기까지 확립된 전통으로도 볼 수 있다. 현대의료로 넘어오면서 의사들은 이것을 '녹색처방(Green prescription)'으로 부르고 있다. 그동안 녹색처방과 관련돼 발표된 수많은 연구 결과와 사례들은 오늘날 인류가 그 어느 때보다 자연의 장점을 이해하고 자연의 힘을 인정하지 않을 수밖에 없음을 밝혀주고 있다. 질병을 수술과 약물로만 치료하고자 했던 많은 고지식한 의료인들도 이제 자연의 긍정적인 치유 효과를 학문적으로 인정하고 있는 것이다.

수많은 연구 결과들이 자연이 사람의 심박수, 스트레스 호르몬 및 혈압을 낮추고 몸과 마음을 진정시키며 면역체계에도 효과가 있다는 것을 알려주고 있다. 오늘날 유럽 대부분의 정부에서는 현대 생활에 수반되는 수많은 건강 부담을 완화하는 것을 목표로 하는 자연주의 건강 정책 및 도시 재개발 프로젝트를 진행하고 있다. 그럼으로써 더 많은 사람들을 대자연으로 유도하고 자연치유율을 높인 결과, 국가 보건재정에도 큰 도움이 되었다고 한다.

구체적으로 녹색처방이란 환자의 건강 관리의 일부로, 자연 속에서 신체 활동을 하라는 의료 전문가의 조언이다. 사람들이 건강을 유지하도록 돕는 간단하고도 현명한 방법인 것이다. 《뉴질랜드 의학저널》에 발표된 연구에 따르면 녹색처방은 '사람의 활동을 증가시키는 가장 저렴한 방법'이었다. 《영국의학잡지(British Medical Journal)》에서도 '부작용의 증거 없이 12개월 동안 환자의 삶의 질을 향상시킬 수 있었다'고 하면서 '지역 사회 걷기, 운동 및 영양 섭취, 운동 처방'에 대한 녹색처방은 비용 측면에서 가장 효율적이라고 밝히면서 이를 공익사업으로 추진하고 있다.

그렇다면 자연에서 얼마만큼의 시간을 보내는 것이 좋을 것인가. 영국에서의 연구 결과를 보면 '공원, 삼림지대, 들판과 같은 녹지 공간에서 일주일에 2시간만 보내더라도 사람들은 건강하고 행복함을 느낀다'고 한다. 이 결과는 '1주일 간 자연환경에서 보낸 시간과 건강 및 웰빙'에 대해 영국인 2만 명을 대상으로 한 설문조사에서 나온 것이다. 녹지공간에서 일정한 시간을 보낸 뒤 건강이나 웰빙을 물은 결과, 자연에서 2시간 미만을 보낸 사람들은 전혀 시간을 보내지 않은 사람들과 비슷하였지만, 2시간 이상을 보낸 사람들은 지속적으로 더 높은 건강 및 웰빙 수준을 보인 것이다. 분석에 따르면 보통 사람들은 일주일에 평균 94분간 자연환경에 노출된다고 한다. 그러니 여기에 약 30분만 더 자연환경에 투자하면 우리는 더 건강해질 수 있는 것이다.

부유한 지역이나 빈곤 지역에서나, 또한 연령, 성별, 만성 질병 또는 장애에 관계없이 자연에서 보낸 2시간의 건강 이득의 크기는 모든 사람에게 동일하게 적용된다. 구태여 공원을 뛰어다닐 필요가 없다. 공원 벤치에 가만히 앉아 있어도 자연 속의 건강은 우리 몸에 스멀스멀 스며들어온다.

구체적인 녹색처방의 예를 살펴보자. 영국 스코틀랜드 북부

해안의 셰틀랜드 제도 (Shetland Islands)에서는 의사들이 독특한 처방전을 나눠주고 있다. 정기적인 치료와 함께 다양한 신체적, 정신적 질병을 앓고 있는 사람들에게 바닷새 서식지의 소리와 냄새를 맡거나, 삼림 속에 자신이 쉴 공간을 만들거나, 단순히 구름 모양을 감상하라는 지시를 하고 있다. 이 처방전들의 내용을 구체적으로 살펴보면 1월에서 12월에 이르기까지 각각 그 달의 구체적인 지침을 내려준다. 그중에서 1월의 지침은 아래와 같다.

'밖으로 나오세요, 3분 동안 가만히 있으면서 귀를 기울여 보세요'
'이끼를 찾아보세요'
'당신의 정원에 있는 새들을 세어 보세요'
'날씨가 어떻든 나가서 바람의 상쾌함을 느껴보세요'
'가랑비가 내린다면 조금 맞아 보세요'
'산보하면서 동물의 흔적을 찾아보세요' 등이다.

뉴질랜드에서도 유사한 사례들이 있는데, 그 결과를 보면, 녹색 처방을 받은 지 6~8개월 후에 환자의 2/3가 더 활동적이고 건강해졌으며 거의 절반은 체중이 감소했다고 한다.

한편, 정원 가꾸기 등의 야외 활동에 참여하는 이른바 '에코 테라피'도 경증에서 중등도 우울증의 유망한 치료법으로 떠오르고 있다. 최근 연구에 따르면 녹지 근처에 사는 도시 거주자는 제2형

당뇨병의 위험이 더 낮다. 그리고 녹지 공간의 생물다양성이 클수록 사람들의 심리적 웰빙에 대한 혜택도 커진다. 또한 단순히 외부에 있는 것만으로도 밝은 빛에 대한 노출이 증가하는데, 이는 계절성 우울증과 비계절성 우울증 모두에 효과적인 치료법으로 알려져 있다.

사실, 우리는 더 푸른 환경에서 사는 사람들이 사회 경제적 지위에 관계없이 심혈관 건강이 더 좋고 스트레스 수준이 낮은 경향이 있다는 것을 오랫동안 알고 있었다. 알고도 실천을 하지 않은 것이다. 우리나라 어느 유선방송 채널에서 〈나는 자연인이다〉라는 교양프로그램이 2012년 8월에 시작된 이래 10년간 지속하고 있는 것도 자연이 사람에게 얼마나 이득을 주는지를 간접적으로 알려주는 사례라고 할 수 있겠다.

녹색처방의 최대 이점은 의사의 처방전이 없더라도 스스로 행할 수 있다는 것이다. 자, 이제 공짜 처방전으로 하루를 상쾌하게 시작해 보자. 자연의 치유에너지를 내 것으로 만들어 보자.

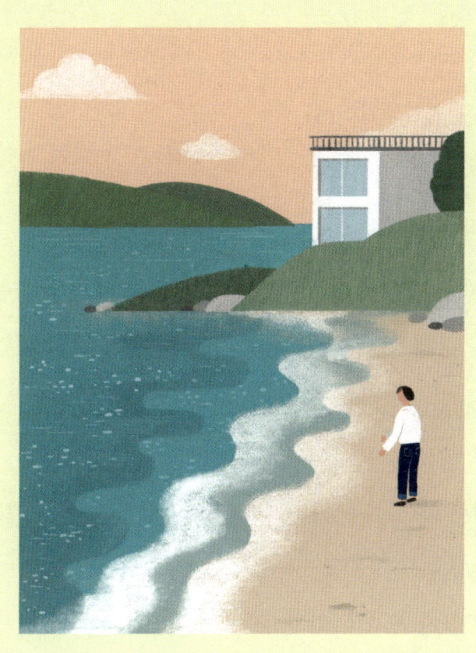

녹색처방이란 환자의 건강 관리의 일부로,
자연 속에서 신체 활동을 하라는 의료 전문가의 조언이다
사람들이 건강을 유지하도록 돕는 간단하고도
현명한 방법인 것이다

45

나는 우영우 변호사와 많이 다를까?
자폐증 스펙트럼과 공감능력

'나는 누군가 대화에 끼고 싶어 하는 것을 쉽게 알아챌 수 있다.'
'나는 내가 쉽게 이해하는 것을 다른 사람이 즉시 이해하지 못할 때, 그 사람에게 설명하는 데 어려움을 느낀다.'
'나는 다른 사람을 돌보는 것을 정말로 좋아한다.'
'나는 사람들과 함께해야 하는 상황에서 무엇을 어떻게 해야 할지 잘 모르겠다.'
'사람들은 내가 무엇인가 논의할 때 자기주장이 너무 지나치다고 종종 이야기한다.'

위의 질문들은 영국의 임상심리학자인 사이먼 배런코언(Simon Baron-Cohen) 케임브리지대 정신병리학 교수가 개발한 '공감지수(Empathy Quotient, EQ)' 측정 문항들이다. 배런코인은 성인용 공감지수 측정을 위해 40개 문항을 개발하였는데 위 질문은 그중 다섯 개의 문항이다. 일반적으로 공감지수는 여성이 남성보다 5점 정도 높다고 하는데, 여성의 평균 공감지수는 47점, 남성의 평균 공감지수는 42점이다.

이런 공감지수는 자폐증의 진단 과정에서 개발되기 시작했다. 자폐증의 중요한 증상 중 하나가 공감능력 결여이기 때문이다. 배런코언은 자폐증 아동은 마음 이론(Theory of Mind) 상의 발달이 늦다는 걸 학계에 최초로 보고했다. 이를 바탕으로 자폐증 아동들이 다른 사람의 감정을 인식하고 이해할 수 있게끔 가르치는 교육용 소프트웨어와 책자를 개발하기도 했다.

자폐증(자폐장애, Autism)이란 의사소통의 어려움과 제한적이고 반복적인 행동을 특징으로 하는 발달장애의 일종으로 인구 1,000명당 1~2명에게서 발병한다. 자폐증은 1990년대와 2000년대에 급격하게 증가한 것으로 보고됐다. 자폐 아동을 감추던 이전의 인식이 변화한 것이 증가세의 주요 원인으로 보인다. 여아보다 남아에게 발생할 가능성이 더 높으며, 그 비율은 여아 1명당 남아 4.3명에 이른다. 남아에게 높은 이유는 임신 중 호르몬과 관련이 있다는 주장이 있다. 배런코언의 연구 결과, 임신 중 태아 테스토스테론 수치가 높을수록 자폐가 생길 가능성이 높았던 것이다. 임산부가 다낭성난소증후군을 가졌을 때도 자폐아 출산 가능성이 높아지는데 이때 역시 태아 테스토스테론 수치가 높았으므로 임신 중 호르몬과 관련성이 발견된 것이다. 그의 연구는 자폐증의 원인에 있어서 유전적 소인과 상호 작용하는 태아 호르몬의 역할에 대한 중요한 증거를 제공했다. 그는 이 공로로 영국에서 기사 작위를 받기도 했다.

그는 영국 캠브리지대 자폐연구센터에 근무하는 동료들과 함께 자폐증 스펙트럼 지수(Autism Spectrum Quotient, AQ)도 개발했다. AQ는 평균 지능의 성인들이 자폐스펙트럼 증상이 있는지 여부를 조사하는 것으로 목표로 하는데, 모두 50개의 문항으로 이뤄져 있다. 최근 어린이와 청소년을 위한 AQ 버전도 출판되었다. 이 질문들은 자폐증 스펙트럼과 관련된 5가지 영역을 다룬다. 사회적 기술, 의사소통 기술, 상상력, 주의력, 변화에 대한 대응이 그것이다. 점수가 높을수록 자폐증 성향이 많다는 것이 된다.

AQ는 진단검사는 아니지만 그 결과를 보면 상당히 흥미 있는 부분들이 있다. 정상대조군의 평균 점수는 16.4였으며, 남성(17점)이 여성(15점)보다 약간 더 높은 점수를 받았다. 그런데 자폐스펙트럼장애(Autism spectrum disorder, ASD)를 진단받은 성인의 80%가 32점 이상을 얻었고 대조군은 2%에 불과했다. 연구진은 32점 이상의 점수를 '임상적으로 유의한 수준의 자폐적 특성'을 나타내는 것으로 인용했다. 이는 자폐스펙트럼장애의 자가진단에 많이 쓰이지만 진단용은 아니다. 그는 높은 점수를 받고 일상에서 어려움을 겪는 사람은 전문가의 조언을 구하고 성급하게 결론을 내리지 말아야 한다고 조언한다.

배런코언은 이런 자신의 연구들을 바탕으로 아이작 뉴턴과 알버트 아인슈타인이 자폐증적 특성을 보였다는 견해를 제시한 바 있다.

AQ를 연구한 학자들 중에서 영국 리즈베켓(Leeds Beckett)대학교 문화학 강사인 제임스 맥그래스(James McGrath)의 분석이 독특하다. 그는 자폐증 스펙트럼 지수를 비판적 시각으로 접근하면서도 수학에 관심을 보이면 점수가 오르고 문학이나 예술에 관심을 보이면 점수가 떨어진다고 했다.

아무튼 자폐증에서는 수학, 과학에 재능을 보이는 경우들이 많다. 실제로 영국 케임브리지대 학생들과 영국 수학올림피아드 수상자 16명을 대상으로 수학 및 과학 분야의 재능과 자폐증 스펙트럼과 관련된 특성 사이에 연관성이 있는지 판단하기 위해 AQ가 시행됐다. 수학, 이과 및 공대생은 평균 21.8점, 컴퓨터 과학자는 평균 21.4점 등 상당히 높은 점수를 받은 것으로 나타났다. 특히 영국 수학올림피아드 우승자들의 평균 점수는 24점으로서 학생들보다 AQ 점수가 더 높았다.

자폐증을 지닌 사람들의 특출한 재능을 보여주는 영화나 TV 드라마의 내용이 꼭 허구만은 아닌 것 같다. 0.5~10%의 아동 또는 성인이 미술적 감각이나 특출한 신체적 능력, 비범한 암기력을 보이기도 한다. 이처럼 자폐증과 같이 정신적, 발달적 장애를 지닌 사람들이 일반인 이상의 비범한 능력을 나타내는 것을 서번트증후군(Savant syndrome)이라고 부른다.

미국 영화 《레인맨》에서 천재적인 기억력을 지닌 레이먼드(더스틴 호프만 역), 《포레스트 검프》에서 달리기를 사랑하는 포레스트(톰 행크스 역)가 자폐증을 가진 주인공으로 나왔다. 우리나라 영화 《굿닥터》에도 천재 자폐증 의사가 나오며 최근 드라마 《이상한 변호사 우영우》에서도 천재 변호사가 등장한다. 이런 영화들을 계기로 자폐증에 대한 관심이 커졌다.

최근 자폐증의 진단기준을 온전히 만족하지 않는 자폐스펙트럼장애와의 구분에 대한 논의가 이어지고 있다.

그동안 자폐증은 개인의 특성이 아닌 자폐증을 바라보는 방식과 사고에 의하여 장애로 규정됐다. 이 접근 방식은 여타 장애를 바라보는 사회적 시각과 다르지 않다. 이 시각이 바뀌면 좋겠다. 자폐증과 자폐스펙트럼장애의 차이에 대하여 논의가 이루어지고 있다는 것은 사회적 시각으로 정상으로 보이는 사람들도 어느 정도 자폐증의 증상을 적어도 한두 개는 가지고 있다는 뜻이 되기도 하기 때문이다. 우리 스스로 위의 다섯 개 공감지수 항목에 대한 답변을 한번 해보자. 우리는 과연 완전한 정상인인가?

46

의사가 환자가 되면 무엇이 절실할까?
의사 교육에서 인문학의 필요성

　헬스클럽에서 자주 만나는 사람 중 의사 부부가 있는데, 며칠 전부터 보이지 않았다. 그분들과 가까운 지인에게 물어보니 외동아들이 며칠 뒤 수능시험을 본다고 한다. 집안이 온통 비상시국이며 할머니는 몇 달 전부터 절에서 백일기도 중이라고 한다. 공부를 잘해서 의대를 지망하는 학생이라고도 했다. 수능시험이 끝나고 다시 헬스클럽에 나온 부부의 얼굴은 다행히 평온해 보였다.

　"아드님이 시험 잘 치르셨나요?"라고 묻고 싶었지만, 이런 질문은 대입 수험생 부모에게 절대 묻지 말라고 하는 불문율이라고 하므로, 아직 부부의 눈치만 보고 있는 중이다. 부디 시험 성적이 좋게 나와서 소원대로 향후 의사가 되기를 마음속으로 빌어주고 있다.

의사는 무엇을 하는 사람인가? 간단히 정의하면, 의사는 사람의 건강을 유지하고 향상시키면서 질병의 예방과 치료에 자신의 지식과 기술을 바치는 사람이다.

의사는 다른 사람들을 돕기 위해 노력하는 직업에 종사하게 된다. 그 직업은 때로는 환자들의 생명을 지키는 성스러운 직업이다. 가장 필요한 순간에 다른 사람을 돌볼 수 있는, 또는 생명을 살릴 수 있는 기회를 가질 수 있음에 대해 의사 스스로 감사하게 만드는 것은 이러한 사명 중심의 정신과 헌신일 것이다.

의사가 되는 과정은 쉽지 않다. 엄청난 노력과 직업 고유의 헌신이 필요하다. 의사가 되는 것은 사실 우리 사회에서 오랫동안 영광으로 여겨져 왔다. 그런데 의사가 되기 위해서는 해부학, 생리학, 생화학 등의 기초의학은 물론 수십 가지의 임상의학 과목들, 그리고 건강, 웰빙 및 현대사회가 요구하는 의사가 가져야 하는 기타 여러 분야의 전문가가 돼야 한다.

그런데 과연 의사들은 위와 같은 의학과 관련된 전문지식만 갖추어도 될까? 예전에 어떤 친구와 나누었던 잊지 못할 대화 내용이 생각난다.

"전문직이라는 것은 특정 분야의 백과사전이나 마찬가지다. 자신의 해당 분야를 달달 외우고 있는 로봇이나 마찬가지이지…."

그의 주장은 판검사, 변호사들은 법지식을 통달한 로봇이고, 의사들은 의학지식만 달달 외울 줄 아는 로봇이라는 것이다. 그는 전문직이란, 해당 분야의 인간 백과사전이라는 것이고 또한 전문직들을 인간미 없는 냉정하고도 차가운 직업으로 생각하고 있었다.

의사인 필자 입장에서는 섭섭한 말이었지만, 사실 그의 말도 완전히 틀린 말이 아니다. 경험에서 우러나온 말이었을 가능성이 높기 때문이다. 불행하게도 그는 인간미 없는, 즉 휴머니즘 없는 의사들을 만나왔기 때문이라고 생각되었다.

의사들도 그의 생각과 같은 생각을 할 때가 있다. 바로 의사가 환자가 되었을 때이다. 많은 의사들이 그때가 되어서야 비로소 탄식을 하며 자신의 의사생활을 되돌아보게 된다.

의사는 사실 의학로봇이 아니며, 그들이 치료하는 환자만큼이나 인간이다. 의사가 자신이 더 이상 의사의 역할이 아니라는 현실을 직감하는 순간은 바로 자신이 환자가 되는 현실에 직면하는 순간이다.

친구 중에 마취과 의사가 있었는데, 그가 수술 환자가 되었던 경험을 다음과 같이 이야기해 주었다. 요약하면 다음과 같다.

'의사가 된지 40여 년이 지나서야 나는 바로 환자가 된 나 자신을 발견하였다. 환자로서 경험했던 병원시스템은 예전 내가 초보 의사 때보다 더욱더 체계적이었다. 그러나 나에게 예정된 수술은 응급수술도 아니었는데 나는 상당한 무력감, 또는 무서움을 느껴야 했다. 환자가 되어보니 아무것도 내가 할 수 있는 것은 없었다. 시술 당일 아침 과정을 알고 있다는 것이 약간의 이점이었으나 수술대기실의 다른 환자들을 둘러보면서 많은 불안감이 느껴졌다. 그러나 이런 수술 전 불안감을 완화해 주려는 의료진의 모습은 보이지 않았다. 수술이란, 환자의 관점에서 볼 때 아마도 일생에 한 번일 수도 있겠지만 고통을 완화하거나 질병을 영구적으로 치료하는 데 도움이 될 수 있다. 즉, 건강 문제의 처음이자 끝이 될 수도 있는 날이다. 그러나 외과의사들의 입장에서는 그저 많은 같은 수술 중의 하나, 즉 매일 경험하는 평범한 수술과정일 뿐이다. 물론 그렇다고 해서 수술의 결과가 나빠지는 것은 아니지만, 환자로서의 일생에 한 번 뿐인 중요한 경험을 의사들은 아무렇지도 않게 생각하는 것 같다. 이런 것을 환자가 되어 보고서야 비로소 알게 되었다.'

그가 다시 의사 역할로 돌아가면서 느낀 결론은 앞으로 환자들을 보다 인간적으로 대해주어야 하겠다는 것이었다.

의사가 치료하는 모든 환자는 최대한의 존중으로 소중하게 보호되어야 하는 인간 생명이다. 필자가 의대를 졸업할 때 학장님의 졸업축사 말씀이 생각난다.

"의사가 된 너희들이 사회로부터 받은 선물은 환자들이 기대하는 소중하고도 훌륭한 치료 능력이다. 환자들과 그 가족들이 그들의 가장 소중한 선물을 너희들의 손에 쥐어주었다는 것을 항상 기억하고 그들, 환자들의 인간성의 연약함을 항상 존중하기를 바란다."

필자도 이런 이야기를 졸업하는 의대학생들에게 해준 기억이 난다.

진심으로 환자를 걱정하는 의사가 진료할 때 환자들은 병이 나을 수 있다는 희망이 커진다. 의사들의 과학적 지식도 중요하지만 정직한 설명, 진심 어린 관심, 인간적인 사려 깊음, 연민을 전달하는 능력도 동등하게 중요하다. 따라서 의대생들에게 인문학 강의는 아무리 강조해도 지나침이 없을 것이다.

외국에 비하여 다소 늦었지만 몇 해 전부터 우리나라 여러 의과대학에서도 다행하게도 인문학 교육에 대한 관심이 높아졌다. 의료 인문학 강의에서는 역사, 문학, 종교, 윤리, 인류학, 심리학, 연극, 영화, 미술 등도 포함되어 있다. 외국에서의 여러 연구 결과들은 의학에서 인문학의 가치를 뒷받침하고 있다. 미국에서 700명의 의대생을 대상으로 조사했더니 인문학 지식이 많을수록 공감 능력, 모호성에 대한 내성, 지략, 감성 지능이 더 높다는 결과가 나타났다.

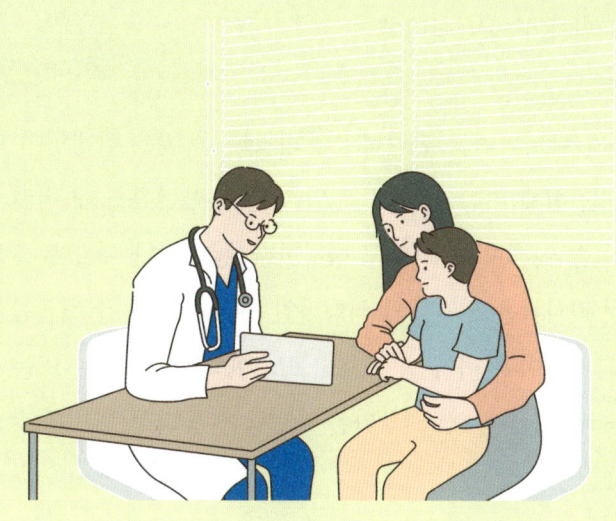

진심으로 환자를 걱정하는 의사가 진료할 때
환자들은 병이 나을 수 있다는 희망이 커진다

구체적으로는 의대생이 시각 예술 수업을 받은 후 진단 단서를 인식하는 능력이 35% 이상 증가한 것으로 나타났다. 또 다른 연구에서는 즉흥 연극을 연습하는 것이 의대생들이 예상치 못한 질문과 대화에 대비하는 법을 배우는 데 도움이 된다는 것을 발견했다. 쓰기 연습도 의대생들이 환자가 경험할 수 있는 것을 예측하는 데 어떻게 도움이 되었는지 보여주었다. 분명히 인문학에 노출되면 더 나은 의사가 되는 것이다.

의사가 아니더라도 전인적 인문학 교육을 받은 간병인이 통증, 메스꺼움, 신체 기능 상실 또는 암 진단에 직면했을 때 어떤 느낌인지 더 잘 이해할 수 있다고 생각한다. 문학이나 예술에 흠뻑 젖어 있는 의사들은 환자들의 의학적인 문제를 더욱 잘 해결함과 동시에, 환자들이 견뎌야 할 모호하고도 예측할 수 없는, 또는 무서울 수도 있는 삶에 대한 더 나은 조언들을 창의적으로 할 수 있다고 본다.

의과대학을 지망하는 많은 우수한 고교생들이 있다. 그런데 그들의 출중한 수학능력 시험점수보다 더욱 중요한 것이 있다. 의과대학을 지망하고 장차 의사가 되기를 희망하고 있는 그들의 마음에 부디 깊은 인문학의 배경이 자리 잡았으면 좋겠다는 생각을 해본다.

47

주치의가 길일에
제왕절개술 안 해준다면…
출산과 사주·길일

"선생님, 제가 원하는 날에 아기를 낳을 수 있나요?"

"네? 자연분만에서는 진통이 언제 시작될지 모르기 때문에 어렵지요."

"제왕절개술을 하면 되나요?"

"자연분만이 가능한데, 원하는 날에 아기를 낳기 위해서 수술을 하신다고요?"

"네, 이왕이면 아기 나오는 시간까지 맞추고 싶어서요."

"……"

아직도 우리나라 대부분의 산부인과 진료실에서는 이런 대화가 오가고 있다.

물론 일부 임산부의 이야기이지만, 사주를 본 뒤 분만일을 골라 태어날 아기의 사주팔자(四柱八字)를 자신들이 원하는 때에 맞추겠다는 부부가 있다. 사주팔자란 사주의 간지(干支)가 되는 여덟 글자. 예를 들어, '갑자년, 무진월, 임오일, 갑인시'에 태어난 경우, '갑자, 무진, 임오, 갑인'의 여덟 글자를 말한다. 태어나는 시간까지 맞추려면 산부인과 의사는 일요일 새벽이라도 제왕절개수술을 해야 한다.

대학병원에서는 이런 일이 드물지만, 여성전문병원을 비롯한 산부인과 현장에서는 이런 부모들의 요청을 쉽게 거절할 수 없다는 것이 문제다. 사주에 따른 제왕절개수술을 못해준다고 하면 다른 병원으로 쉽게 옮겨가기 때문이다. 이제까지 진료를 해 온 산부인과 의사가 자신 및 태아의 건강 상태를 가장 잘 아는데 임산부가 아기의 사주 때문에 초면의 의사를 찾아가는 예가 빈번하다.

하루는 진료실에서 어떤 임산부가 "선생님, 어느 계절에 아기를 낳는 것이 아기에게 좋은가요?"라고 묻는다. 여름철에 아기 낳으면 임산부가 산후조리가 힘들다는 이야기는 들었지만, 이렇게 자신이 아닌 태아의 건강에 대하여 묻는 임산부는 상당히 드물다. 당시 제대로 답변을 못해주었었는데 그 뒤 계절에 따라 태어나는 아기들에게는 어떤 영향이 있는가 하는 궁금증이 생겼다. 관련 논문들을 찾아보니 2015년에 발표된 논문이 있었다. 미국 뉴욕시 컬럼비아대 의대의 타토네티(Nicholas P Tatonetti) 교수팀이

《미국의학정보학회지(JAMIA, J Am Med Inform Assoc.)》 2015년 9월호에 발표한 '태어난 월이 일생의 질환에 영향을 미친다(Birth month affects lifetime disease risk)'는 논문이다. 연구진은 1900~2000년 뉴욕에서 태어난 기록이 있는 175만여 명을 추적하였다. 연구 결과를 요약하면 다음과 같다.

1~3월, 즉 겨울에 태어나면 고혈압 등 심혈관질환이 많았다. 3~5월의 봄에 태어나면 조현병, 우울증 등이 많았다. 4월생은 협심증 및 만성심근허혈증이 많았다. 9월생은 천식 환자가 많았고 10월생은 호흡기 감염이 많았다. 즉 가을은 호흡기질환의 계절이다. 11월생은 주의력결핍과잉행동장애(ADHD) 환자가 많았다. 그리고 12월에는 타박상이 많았다. 또한 가을(10~12월)에 태어난 사람들은 봄(4~6월)에 태어난 사람들보다 더 오래 살았다.

계절에 따른 분만 결과에 따라 특정 질환이 잘 발생한다는 위 연구의 내용을 인용하면, 해당 질환을 피하려면 해당 월의 분만을 피해야 한다. 물론 위 연구의 전체 연구 결과를 전적으로 신뢰할 수는 없다. 연구 결과를 뒷받침하는 후속연구들이 많지 않기 때문이다. 또한 연구 지역이 북반구라면 남반구에 사는 사람들의 질병 패턴과 같을 수도 없다는 것도 연구의 제한점이다. 위도별로 기후가 다른 지구의 여러 환경을 제대로 반영했는지도 의문이다. 또한 해당 월이나 계절에 잘 발생한다는 특정 질환을 피하다 보면 다른 월이나 계절에 잘 발생하는 또 다른 여러 가지 질환들이 기다리고 있기 때문이다.

위 연구의 내용 중에는 특히 필자의 관심을 끄는 연구 결과도 있었다. 5~9월에 태어난 여성의 자녀 출생률 감소가 관찰됐던 것이다. 그 배경으로는 여성의 생식 기관은 남성과 달리 일생 동안 가질 수 있는 일정한 수의 난자를 갖고 태어나는데, 이러한 난모세포 수는 분명히 향후 자신의 생식력과 관련이 있다는 것이다. 일부 다른 연구에서도 산모의 출생 월과 자손 수 사이의 연관성을 보여 태아 및 초기의 생식 환경 발달 영향이 여성의 평생 생식력을 바꿀 수 있다는 믿음을 뒷받침하고 있다.

물론 잘 디자인된 더욱 많은 논문들이 이 결과를 뒷받침해 주어야 하겠지만, 일단 이 분야의 후속 연구 결과들을 흥미 있게 기다려 볼 예정이다. 그 연구 결과가 난임환자들의 치료에 도움이 될 뿐 아니라, 저출산으로 신음하는 우리나라에 앞으로 저출산 극복에 조금이라도 도움이 될 수 있는 유용한 자료가 되어주기를 기대하는 마음도 크기 때문이다.

비록 후속연구가 많지는 않으나, 현재까지 위 연구 결과를 적극적으로 반박하는 논문들은 아직 없으니 일단 흥미로운 결과로 생각해 두는 것은 괜찮을 것 같다. 적어도 사주보다는 과학적 근거를 인정할 수 있기 때문이다. 그러니 부모의 경제적 상황에 따라 불려 왔던 금수저, 흙수저 등이 아니고 이젠 봄수저, 가을수저 등으로 불러야 할지도 모르겠다.

아무튼 향후 태어날 아기의 사주를 미리 결정하고 출생일을 조정하겠다는 것에 대하여 필자는 절대 반대한다. 사주를 설명하는 명리학(命理學)은 하늘이 내린 목숨과 자연의 이치 확립에서 시작되었다고 하는데, 오늘날 학문적 제도권에 진입하는 과정에서 '과학과 미신' 사이에서 명확한 정체성을 요구받고 있다.

김성덕 동방문화대학원 교수의 연구 결과가 이에 대한 답을 주고 있다. 그는 명리의 이론 체계인 음양오행과 사주팔자 추론 방법을 과학적 설명 방식인 과학적 인과 이론과 확률적 인과 이론으로 접근하였는데, 그 결과, 명리의 음양오행은 자연과학적 인과 관계가 아닌 철학적 인과 관계로 규명되었다. 또한 명리의 사주팔자 추론 방법도 확률적 인과 이론에서 요구하는 최소한의 '약한 규칙성' 마저 성립되지 않아 과학성이 입증되지 못했다고 했다. 중국철학사에서도 음양오행과 사주팔자는 한나라 때 여성들을 흉노족에게 빼앗기지 않기 위해 정립됐다는 것이 정설이다.

즉, 사주는 과학적 근거가 전무하다. 이를 고집하는 일부 부모들 또는 임산부들 때문에 애꿎게 우리나라 분만통계에서 제왕절개술

비율만 상승하고 있다. 임산부와 아기의 안전, 건강을 뒷전으로 밀어내고 주치의와 환자의 신뢰를 해치는, 이 미신의 문화는 언제 사라질 수 있을까?

임산부와 아기의 안전, 건강을 뒷전으로 밀어내고
주치의와 환자의 신뢰를 해치는,
이 미신의 문화는 언제 사라질 수 있을까?

48

'환자에게 해를 끼치지 말라'는 말은 절대선인가?
'First, Do no harm'의 의미와 한계

환자를 치료하는 의료행위에서 '해(害)를 끼치지 말라'가 먼저일까? 아니면 '선(善)을 행하라'가 먼저일까? '해를 끼치지 말라'는 것은 환자에게 피해가 예상되는 진료를 피하라는 것이고, '선을 행하라'는 것은 피해가 예상되더라도 더 큰 이익이 있다면 우선 진료를 하라는 것이다.

의사들이라면 의대 의료윤리학 시간에 배웠던 라틴어 '프리뭄 논 노체레'(Primum non nocere)'라는 문장이 생각날 것이다. 이 문장은 그리스어로 이루어진 히포크라테스 선서문 중의 '나는 환자에게 해를 끼치지 않겠다'라는 말에서 나왔다. 온전한 'Primum non nocere'라는 문장은 미국 예일대 의대 교수였던 워딩턴 후커(Worthington Hooker)가 1847년 그의 저서 《의사와 환자(Physician and Patient)》에서 처음 소개했다. 영어로는 'First,

Do no harm'이며, 우리말로는 '우선 환자에게 해를 끼치지 말라'다. 히포크라테스 선서를 하면서 사회에 갓 나온 초보 의사들의 선택은 '해를 끼치지 말라'가 먼저일 것이다.

'해를 끼치지 말라'는 과연 진료실에서 가장 우선 되어야 하는 원칙이어야 할까? 필자는 가끔 스스로 이런 질문을 던져본다. 의사가 환자를 진료할 때 해를 끼치지 않아야 하는 것은 당연하다. 그러나 '해를 끼치지 말라'는 원칙은 문제가 없지 않다. 이에 따르면 환자가 처한 환경 또는 질환에서 득보다 실이 더 많은 위험을 감수하는 것보다, 무언가를 하지 않거나 심지어 아무것도 하지 않는 것이 더 나을 수 있다는 것이다. '해를 끼치지 말라'는 원칙은 의료진으로 하여금 진료 시 자신의 개입이 미칠 수 있는 환자에 대한 피해를 우선 상기시킨다. 구체적으로 표현하면 그 진료행위가 이익이 예상되지만 해를 끼칠 위험도 있을 때, 대부분의 의사들은 '해를 끼치지 말라'라는 문장을 호출하며 진료행위를 중단할 수도 있다는 것이다.

사실 '해를 끼치지 말라'는 언명은 의사들이 무의식적으로 이해하게 된 히포크라테스 선서 내용이다. 의사의 진료실에서 행해지는 여러 가지 진료행위는 양날의 칼이다. 모든 치료법은 잠재적인 해가 있을 수 있으며, 의사는 환자에게 왜 '해를 끼치지 않는' 것이 불가능한지 이해시킬 수 있어야 한다.

미국 의사들도 같은 고민을 하고 있는 것 같다. 미국 텍사스에서 가정의학 진료를 하고 있는 케네스 레크로이(Kenneth Lecroy)는 《미국가정의사학회지(AFP · American Family Physician)》 편집인에게 다음과 같은 편지를 보냈다.

「오늘날의 의사들은 'Primum non nocere'를 좀 더 우호적인 관점에서 '이익이 위험보다 클 수 있다'고 해석하는 것 같다. 지금까지 나도 환자에 대한 이점이 위험보다 크다고 느껴왔는데, 알고 보면 그것은 순전히 하나님의 도움 때문이었다. 나는 겐타마이신 처방으로 환자의 신장을 손상시켜, 급성 신부전까지 진행되었던 경우를 경험하면서 생각이 바뀌게 되었다. 나는 요즘 사소한 약을 처방할 때도 해를 입거나 심지어 사망할 위험이 있을 수도 있다고 말해준다.」

그의 편지는 다음의 내용으로 이어진다.

「대다수 의사는 환자들이 자신의 진료행위를 모두 이해해 주기를 바라며 진료한다. 그러나 많은 환자와 모든 의료과실 변호사는 여전히 '먼저 해를 끼치지 말라'는 말을 고집한다. 치료에 좋지 않은 결과가 있으면 무조건 의사가 잘못한 것이고 손해를 갚아야 한다고 주장한다. 그런 논리라면 의사가 처방해서 해를 입힐 수 있는 가능성이 조금이라도 있다면 그 처방은 절대 하지 말아야 한다.

수술 후 만약 환자가 사망할 수도 있다면 절대 수술해선 안 된다. 우리가 해를 끼치지 않을 것이라는 100% 확신을 줄 수 있는 것은 '하지 않는 것' 뿐이다. 나는 의료계가 환자를 돌보는 데 있어서 높은 수준의 우수성을 계속 유지할 것을 제안한다. 그러기 위해서는 의료계가 잠재적인 이점보다 잠재적인 위험이 더 클 때도 치료법을 계속 사용할 것을 권고해야 한다. 나는 또한 'Primum non nocere'라는 오래된 거짓말을 버릴 것을 제안한다.」

이런 편지에 대하여 AFP 편집인은 다음과 같은 의견을 덧붙였다.

「'Primum non nocere'라는 원칙이 잘못 적용될 수 있다는 레크로이 박사의 주장에 어느 정도 동의한다. 그리스어로 작성된 히포크라테스 선서의 일부가 라틴어로 변환되는 과정에서 느슨하게 번역되면서, 환자에 대한 도움에 대한 강조가, 피해를 피한다는, 보다 현대적인 개념으로 대체된 것 같다. 이 개념은 해를 입을 위험을 피하면서 바람직한 결과를 얻는다는 이상주의적, 심지어 비현실적 지각의 영향을 받는 것 같다.」

심지어 미국의 인구학자인 쉘턴(Shelton JD) 박사도《미국의사협지회(JAMA)》2000년도 12월호에 〈The harm of 'first, do no harm('해를 끼치지 않음'의 해로움)〉주제의 칼럼을 발표하면서 'First, do no harm'의 개념을 한탄하고 이 개념이 어떻게 윤리적으로 의사의 손을 묶을 수 있는지를 인정했다.

환자를 치료하는 의사는 자신의 인생을 바꿀 수도 있는 실수를 저지르는 것을 가장 두려워한다. 이 두려움은 의사라는 직업의 뿌리 깊은 핵심 원칙인, 그리고 의사가 될 때부터 선서하였던 '해를 끼치지 말라'에서 발생한다. 그러나 이제 의사들은 '선(善)을 행하라'에 주목할 필요가 있다.

갓 의사가 된 초보 의사들은 사회에 나와 많은 환자를 진료하면서 더욱 성숙하고 전문적인 의사가 되어간다. 물론 필자의 개인적인 생각이지만 초보 의사의 단계를 지나온, 경륜 쌓인 의사들이라면 이제 '해(害)를 끼치지 말라'보다는 '선을 행하라'가 우선되어야 하지 않을까 생각해 본다. 물론 그전에 우리 사회도 이런 용감한(?) 의사들이 많이 나올 수 있도록 융통성 있고 성숙한 의료문화의 바탕을 이루어 주었으면 하는 희망을 가져본다. 그것이 결국 국민의 건강을 증진하고, 특히 위급한 생명을 다루는 응급의료 체계의 발전을 이끌 것이기 때문이다.

젊은 의사들의 생명 의료 기피, 진짜 이유는?

착한 사마리아인 법과 응급의료법

어떤 시민이 길을 가는데 다른 사람이 길에 쓰러지는 위급한 상황을 목격했다고 가정해 보자. 적극적으로 심폐소생술을 하려는 사람도 있을 것이고, 그 상황을 무심하게 지나치는 사람도 있을 것이다. 현대사회로 올수록 자기의 일이 아니면 어떤 상황이라도 관여하지 않으면서 다른 사람이 도움을 주겠지 하는 마음만 가진 채 방관하는 경향이 있다. 그런데 최근 이태원 참사에서도 보았다시피 다른 사람의 응급상황에서 적극적으로 구조에 나서는 사람들을 쉽게 목격한다. 높아진 시민공동체의식이 주로 그 이유겠지만, 아마도 얼마 전 우리나라에서도 논의됐던 '착한 사마리아인법'의 영향도 있지 않았나 생각한다.

'착한 사마리아인법'은 위험에 빠진 사람을 구하는 과정에서 자신에게는 별 위험이 없다는 것을 알면서도 방관하면 처벌할 수 있도록 한 규정이다. 이는 신약성경 누가복음 10장 30~37절에서 유래했다. 한 유대인이 강도를 만나 부상을 입고 길가에 버려졌는데, 당시 사회 상류층이었던 유대인 제사장과 레위인들은 모른 척 지나쳤지만, 오히려 유대인에게 멸시받던 사마리아인이 구조했다는 이야기에서 유래했다.

그 사마리아인은 위기에 빠진 사람을 구해줄 의무는 없었지만 도덕적 차원에서 구해준 것이고, 그냥 지나친 유대인들은 도덕적 비난은 있을지 몰라도 법적 책임은 없다. 이를 보완하기 위해 미국, 독일, 호주, 프랑스 등 일부 국가에서는 '착한 사마리아인법'을 제정했다. 위험에 빠진 사람을 외면하면 인간으로서의 도리를 저버리는 반인륜적 행위가 된다는 것이다. 위험한 상황에 노출된 사람을 구하는 것은 그 상황을 목격한 사람은 물론이고, 전체 사회적 도리이자 의무로 간주한 것이다.

즉, '착한 사마리아인법'은, 사람이 위험에 빠진 다른 사람을 구하려는 노력을 하지 않는 것은 사람으로서 당연히 해야 할 일을 하지 않았으므로, 인간의 양심을 외면하는 도덕적인 범죄라고 간주하는 것이다. 그러나 아직 우리나라에서는 이런 법이 제정되지 않았다. 국회에서 몇 차례 도입이 논의됐으나 무산되었다.

이 법이 시행되고 있는 일부 선진국은 긍정적인 선례를 많이 남기고 있다. 사회적으로 공동체 의식에도 좋은 영향을 많이 남겨 숱한 사람의 생명을 살리는 데 일조했다고 한다.

자신이 직접 관여하지 않았어도 최소한의 응급신고, 주변 사람들에게 도움을 요청하는 등의 선행도 하지 않는다면 여러 사람의 생명을 잃게 할 수도 있다. 이런 면에서 우리나라에서도 많은 사람이 이 법을 찬성하고 있고 빨리 제정해야 한다고 목소리를 높이고 있다.

그러나 반대하는 측의 근거도 이해해야 한다. 우리나라 국회에서 아직 이 법이 제정되지 않은 이유이다. 즉, 인간으로서의 도덕성까지 법의 잣대로 규제가 가능하겠냐는 것이다. 도덕이란 인간의 자율성인데 이를 법으로 강제할 수는 없다는 것이다. 즉, 개인의 자율성은 존중돼야 하며, 법과 도덕은 별개 개념으로 보아야 한다는 것이다. 나아가 법이 도덕성을 침해하면 법의 경계가 모호해져서 억울한 피해자를 양산할 수 있다는 것이다.

그런데 우리나라 '응급의료에 관한 법률(약칭 응급의료법)'을 보면 '착한 사마리아인법'과 비슷한 내용이 있다. 그래서 이 법을 '착한 사마리아인법'과 같은 것이라고 오해하는 사람들이 많은 것 같다.

응급의료법은 의료인이 아니더라도 응급상황에서 시행한 구조행위에서 발생한 후유증에 대하여 책임을 면제해 주는 법이다. 즉, 위급하게 생명을 살리려는 응급 처치 중 발생할 수 있는 손해들(예를 들면 심폐소생술 중 갈비뼈 골절) 또는 응급구조 후 사망했다고 했더라도 이에 대해 고의 또는 중대 과실이 없을 경우 민·형사상 책임을 면하는 것이다. 구체적으로 응급의료법의 해당 내용인 제2장 제5조의 2(선의의 응급의료에 대한 면책)를 옮겨보면 다음과 같다.

「생명이 위급한 응급환자에게 응급의료 또는 응급처치를 제공하여 발생한 재산상 손해와 사상(死傷)에 대하여 고의 또는 중대한 과실이 없는 경우 그 행위자는 민사책임과 상해(傷害)에 대한 형사책임을 지지 아니하며 사망에 대한 형사책임은 감면한다.」

요약하면, '착한 사마리안법'과 위의 우리나라 '응급의료법'은 사실 다른 내용이다. 전자는 응급상황에서 개입하지 않으면 처벌하는 내용이고, 후자는 응급상황 개입 후 발생하는 환자의 손해에 대하여 면책해 주는 법이다.

이런 법이 있어도 문제가 없는 것이 아니다. 응급구조 행위였더라도 법원이 판단해 '그 정도가 지나쳤다'는 이유로 환자에게 손상이 남는 나쁜 결과가 나왔다면 처벌되기도 한다. 그렇다면 의료인이라고 해도 응급환자에게 적극 개입할 수 있을까 의문이 든다. 우리 사회는 의료인에게 쉽게 의료과실이라는 책임을 지우는 풍토이기 때문이다.

실제로 작년 11월에 의료정책연구원의 토론회가 열렸는데, 그 당시 발표된 자료들을 보자. 의료과실을 다루기 위한 의료소송이 2012년 이후 급격히 증가했으며, 의사가 유죄를 받는 비율 또한 높아졌다고 한다. 통계에 의하면 유죄로 선고되는 판례는 66%로, 무죄로 선고되는 34%보다 두 배가량 많았다. 또한 실형이 선고되는 비율도 크게 늘었다고 한다.

그러니 의료인들마저 자신이 정당하게 행한 선의의 의료행위에 있어 책임이 가중되고 있는 것이다. 의료인이 아닌 일반인들이 이런 현실을 알고 있다면 선뜻 응급구호에 나설까 하는 염려가 생기는 것이다. 면책을 해준다고 법에 제정되어 있지만, 법원의 판단으로 벌을 받을 수도 있는 것이 우리 현실인 것이다.

그럼에도 불구하고 많은 시민이 이태원참사에서 보여준 구호활동으로 여러 사람들이 귀한 목숨을 보존하였다. 자신에게 책임이 돌아오면 처벌받을 수도 있는 것을 알았든지, 또는 몰랐든지 간에 아무튼 그 구호활동은 필요한 것이었고, 적절한 것이었다. 책임이 돌아올 것을 알면서도 구호활동을 했다면 진정 용감한 시민들이었다. 당시 구호를 하지 않고 바라보기만 한 시민들도 많았다는데 그 사람들을 비난하는 신문기사도 보았다.

그러나 어찌 그 사람들을 비난할 수 있겠는가. 작금 우리 사회는 의료인들도 환자의 위급한 상황에 개입하면 자칫 책임이 돌아오기 마련인 의료환경에 내몰리고 있다. 그러니 생명을 다루는 내과, 외과, 소아과, 산부인과 등의 소위 메이저(Major) 필수 의료 과목의 전문의 지망자들이 급격히 줄어들고 있는 것이다.

위험에 빠진 다른 사람의 생명을 구해야 하는 상황에서도 개인의 자유는 보장받아야 하는지? 또는 위급한 상황에서 목숨을 살리고자 최선을 다한 의료인 또는 일반인에게까지 책임을 물어야 하는지, 진정 착한 토론이 이어졌으면 좋겠다.

50

불가항력 의료사고, 누구의 책임인가?

분만 의료사고의 국가배상제도 필요

필자가 산부인과를 선택하게 된 여러 가지 이유 중 하나는 임산부들은 환자가 아니라는 착각 때문이었다. 의사가 환자가 아닌 사람을 진료하는 것 자체가 매력적으로 여겨졌다. 긴 진통을 겪은 임산부들이 건강한 아기를 출산한 뒤, 온 가족이 같이 즐거워하는 행복한 모습에 산부인과 의사들도 같이 기뻐하면서 큰 보람을 느낀다. 이런 일은 대학병원 전공의 시절의 짧은 단상이었음을 알게 되기까지는 긴 시간이 필요하지 않았다. 전문의가 되면서 산부인과의 어렵고 고단한 실상을 온몸으로 부딪치며 헤쳐 나와야 했기 때문이다.

#1. 임신성고혈압 임산부

임신성고혈압은 과거 임신중독증으로 불리던 질환이다. 원래 고혈압이 있거나 임신 중기 이후에 혈압이 올라가면서 단백뇨가 생기고 온몸이 붓는다. 특히 혈압이 많이 올라가면 여러 합병증이 생긴다. 예를 들면 소변이 줄어들고 머리나 윗배가 아프며 눈앞이 잘 안 보이기도 한다. 혈소판 감소, 간 기능 저하, 콩팥 기능 악화, 폐부종도 합병증의 하나다. 또 뱃속 아기가 잘 안 자라고, 심하면 사망하기도 한다.

필자가 분만을 담당한 임신성고혈압 임산부가 있었다. 혈압 조절이 잘 안돼 분만 예정일 약 4주 전에 유도분만이 필요했다. 분만은 순탄하게 진행됐고, 조산했지만 아기는 건강했다. 그런데 분만 후 몇 시간 지나서 산모가 갑자기 눈이 보이지 않는다는 것이었다. 방금 전까지 무사한 분만에 감사해했던 보호자들의 태도가 급변했다. "산모가 앞이 보이지 않는다니 무슨 일이냐", "시력을 잃는 것이냐", "잘못 분만시킨 것이 아니냐", "의사가 책임져라"라는 등의 항의를 했다. 산모의 친정 오빠는 '몇 시간 지나면 괜찮아질 것'이라는 설명도 무시하고 필자를 때릴 듯 덤벼들었다.

모든 것이 산모가 가지고 있던 고혈압 때문이었고, 눈이 일시적으로 보이지 않는 현상도 망막 뒤에 생겼던 일시적인 부종 때문이었다. 물론 산모는 예상대로 다음 날 아침 시력이 원상태로 회복됐다. 임산부와 가족들은 아무런 사과도 없이 도망치듯 퇴원했다.

#2. 뇌전증 임산부

뇌전증이 있는 여성이 임신하는 경우가 1,000건 중 3건이다. 다행히 임신이 간질 발작의 위험을 높이지는 않는다. 또한 이 질환이 있는 여성에게서 태어난 아기는 대부분 건강에 전혀 이상이 없다. 실제로 임신과 간질을 함께 경험하는 여성의 최대 96%가 합병증 없이 정상적으로 출산한다. 그렇지만 환자는 뇌전증을 다루기 위해서 약을 먹어야 한다. 이 약들을 임신 중에 복용하면 기형아 발생 위험을 높이기 때문에 임신 중에는 약물 종류를 신중하게 변경해야 할 필요도 있다. 또한 약물 복용량도 줄인다. 따라서 스트레스가 많을 수밖에 없는 분만 과정에서 간혹 경련이 있을 수 있다. 경련 위험이 있다고 판단되면 분만 중에도 항경련제를 투여해 미리 경련을 막는 조치가 필요할 때도 있다.

필자가 담당한 한 임산부에게 뇌전증이 있음을 분만 뒤 알게 됐다. 임산부가 자신의 병을 숨겼기 때문이었다. 산모의 분만 과정은 순탄했다. 그런데 분만 뒤 갑자기 경련과 함께 입에서는 거품을 내기 시작했다. 이 모습을 본 산모의 남편과 친정아버지가 난동을 부리기 시작했다. "아니, 어떻게 분만을 시켰길래 저렇게 딸이 경련을 하느냐", "곧 큰일이 벌어지지 않겠느냐", "책임져라" 등 큰소리로 분만실이 떠나가라 극렬하게 따지는 것이었다. 그런데 친정아버지와 달리 친정어머니의 조용한 모습에 필자는 곧 사태를 짐작했다. 친정어머니는 딸의 뇌전증을 남편에게도 숨겼고 사위에게도 말하지 않았다. 모녀만이 비밀을 간직한 채 계속 약을 복용해온 것이었다. 임신 중에 의사에게 알리지도 않고 스스로 약 복용량을 줄였다가 분만 뒤 이런 사태가 발생한 것이었다. 그런 와중에도 다행인 것은 산모가 분만 후 발작 증세가 있었다는 것이었다. 만약 분만 중 발작이 있었다면 일시적 무산소 상태가 돼 임산부도 태아도 큰 위험이 생겼을 것이다. 이 가족들도 분만 다음 날 소리 없이 퇴원했다.

#3. 양수색전증 임산부

양수색전증은 분만 진통 후기 또는 출산 뒤 발열 없이 갑자기 경련, 심폐 기능의 정지, 혈관 내 응고 및 이로 인한 대량 출혈과 같은 증상이 발생하는 질환이다. 그 원인은 진통 중 압력이 올라간 자궁 내에서 양수가 자궁 혈관으로 유입된 뒤 운이 없게도 폐, 심장 또는 뇌혈관으로 이동하여 해당 혈관을 막아버리는 것이다. 마치 고혈압 환자에서 예고 없이 찾아오는 뇌경색, 심근경색증 같은 현상이 임신 중에 발생하는 것이다.

이 양수색전증은 모든 임산부 2만 명 중 1명에서 발생하는 불가항력적 질환이다. 양수색전증이 일어나면 사망할 확률이 86%에 육박하며, 산모 사망 원인의 1/4을 차지하는 무서운 병이다. 교과서에도 나오지만, 임산부 가족에게 얘기해도 대부분 이해하려고 하지 않는 것이 현실이다.

임산부가 원래부터 가지고 있던 병이 임신 과정에서 악화한 경우, 환자가 자신의 질병을 숨긴 경우, 그리고 불가항력적으로 발생하는 질환 등 위에 위에선 세 가지 예를 들었지만, 이 밖에도 산부인과 의사들은 임신과 분만과 관련된 진료에서 어처구니없게 억울한 일을 당하는 경우가 부지기수로 많다.

여성이 아기를 출산하는 환경은 항상 긴장의 연속이다. 그 결과가 좋아야만 정상이고, 결과가 좋지 않으면 우선 의사 탓을 하는 의료문화 행태는 반드시 시정되어야 한다. 의사도 국민의 일원이 아닌가. 모든 국민은 억울하지 않을 권리가 있을 것이다.

그동안 산부인과에서 분만 관련 사고, 다시 말하면 분만실의 의사가 충분히 의무를 다했어도 의료사고가 생겼을 때 의사의 무과실이 입증되더라도 배상액의 30%는 의료기관에서 부담해야 한다. 의료계의 꾸준한 노력 끝에 부담금을 10%로 하향 조정하는 법안이 추진 중이지만, 의료계는 이 10% 부담도 부당한 것으로 간주하고 있다.

그러나 최근 국가배상책임을 100% 인정하는 법안이 추진되고 있다는 소식이다. 궁금하다. 우리나라 정책입안자들은 도대체 무슨 생각으로 무과실 의료인에게 책임을 묻는 정책을 밀어붙였던 것일까? 우리나라 어떤 국민이 자기가 1%의 잘못도 없는 것에 대한 책임을 1%라도 지려고 할까? 역지사지로 생각하면 간단히 풀릴 일을 그동안 정부는 의료계에 법으로 강제해온 것이다. 그야말로 원칙적이지도 않고 정의롭지도 않은 법 집행이었다. 늦게라도 원칙과 정의에 입각한 조치가 이뤄져 '저출산과의 전쟁'에서 고군분투하며 생명의 탄생을 보람으로 여기는 산부인과 의사들의 사기를 꺾는 일이 사라지기를 빈다.

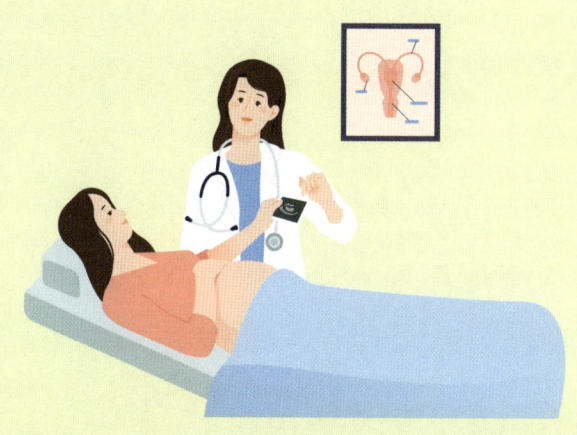

'저출산과의 전쟁'에서 고군분투하며
생명의 탄생을 보람으로 여기는 산부인과 의사들의
사기를 꺾는 일이 사라지기를 빈다

건강한
삶을 위한
50가지
이야기

Epilogue

자궁경부무력증이 뭐예요?

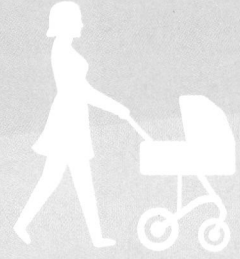

천당 가실 거예요

그날도 여느 날처럼 열심히 자궁경부무력증 환자를 수술 중이었다. 수술을 거의 마쳐가는데 뒤에서 수술을 돕던 간호사가 나직이 말한다.

"천당 가실 거예요."

"?"

환자는 임신 20주에 양막이 질 내부로 많이 밀려 내려와서 다른 여성전문병원에서 우리 병원으로 전원 되어 온 자궁경부무력증 응급환자이었다. 자궁경부무력증이란 만삭까지 자궁 내 압력을 지탱해 주는 자궁경부가 잘 유지되지 못하여, 태아가 생존할 수 없는, 임신 중기에 할 수 없이 분만되는 조산의 대표적인 원인이 되는 질환이다. 양막이란 만삭 때까지 태아를 보호해 주는 양수를 저장하는 생명막이나 다름없는데, 만삭 때까지 자궁경부 위, 즉 자궁 내부에서 양수가 온전히 보전되어야 태아가 건강하게 자랄 수 있다, 그런데 이 양막이 임신 20주, 태아 체중은 약 400g도 안 되는 시기에, 자궁경부를 탈출하여 질쪽으로 밀려 내려왔으니 큰일이 아닐 수 없다.

임산부의 과거 산과력를 살펴보니 이미 이전 임신에서 임신 20주에 현재와 같이 양막이 밀려 내려와서 아기를 잃었던 경험이 있었다고 했다. 이런 경우 대부분 다음 임신에서는 소위 자궁경부의 맥도날드 원형결찰수술(McDonald Cerclage)이라고 하는 조산예방 수술을 임신 초기에 미리 권유받게 된다. 이 임산부도 지금까지 진료받았던 병원에서 수술을 권유받았으나 차일 피일 미루다가 이 지경에 이른 것이다.

양막이 질 쪽으로 밀려 내려오면 수술 성공률이 상당히 낮다. 일단 양막을 다시 자궁경부 위쪽으로 다시 회복시켜야 하는데 그 과정에서 양막이 손상되거나 파열되는 경우가 흔하기 때문이다. 양수천자술을 한 후, 양막을 다시 자궁경부 위로 밀어 올려주는 시술을 하였다. 다행히 양막이 일단 회복되었으나 다음 수술이 더욱 어렵다. 약해진 자궁경부 조직을 잘 견인하여 묶어주어야만 수술이 종료되는 것이다. 운동시합으로 치면 예비게임 후 본게임이 남아있는 것이다. 잘 안 보이는 자궁경부조직을 겨우 찾아 양막이 손상 안되도록 안전하게 1차적으로 돌려 묶은 뒤에 그 아래 조직을 2차로 한 번 더 돌려 묶어주었다. 소위 〈더블(double)

맥도날드 수술〉이 종료되었다. 이 임산부는 이제 조산통 억제약물을 투여받으며 임신을 유지하게 된다.

대학병원 재직 시절에 내가 처음으로 개발했던 수술방법이 〈더블맥도날드 수술〉이다. 그 시작은 사실 단순한 동기에서 비롯되었다. 짧아진 자궁경부를 단순히 한번 돌려 묶는 것보다는, 가능하다면 이중(double)으로 묶으면 성공률이 더 높아지지 않을까 하는 생각에 출발하였던 것이다. 수술 직후에는 묶여진 봉합사 사이의 자궁경부에 생체아교를 주입하여 양막의 감염경로를 원천적으로 차단하는 새로운 개념의 추가시술기법도 소개하였다. 과거 임신에서 수술에 실패한 경우, 첫 수술 후 합병증으로 재수술이 필요할 때, 또한 이번처럼 양막이 밀려내려온 환자들의 약해진 자궁경부를 효과적으로 견인하고 강하게 만들어 주기에는 최선의 수술 방법이었다. 이 수술 방법은 국내외에 많이 알려지고 있는데, 대학병원 은퇴 후 현재 일하고 있는 여성전문병원까지 각 지역에서 나를 찾아주는 환자들이 적지 않으니, 많은 보람을 느낀다.

수술 성적도 좋아 학술대회 발표도 하고 있으며, 시술의 성격상 응급수술이 많아 저녁 늦게까지 퇴근도 못하고 수술하는 경우도 많지만, 이 또한 알고 보면 고마운 일이 아닐 수 없다.

수술이 성공적으로 끝난 후에 조금 전에 그 말을 했던 간호사에게 물어보았다.

"「천당 가실 거예요」가 무슨 뜻? 누가 천당 가나요?"
"교수님이요."
"왜?"
"그렇게 아가들을 많이 살려주셨으니 당연히 천당 가셔야지요."
"지금 가라구?"
한바탕 웃음꽃이 피었다. 마취과 의사 선생님이 한마디 한다.
"1예 1당, 그동안 몇천(千)예 이상 수술하셨으니... 천당 가셔도 돼요."
다른 간호사도 말을 거든다.
"천당 가실 때 저도 좀 데리고 가주세요."
"에구... 그럼 나쁜 짓 좀 해도 되겠네~~"
다른 간호사들은 물론 마취과 의사 선생까지 다시 한번 유쾌하게 한바탕 웃었다.

그런데 나는 웃으면서도 순간 코끝이 찡해옴을 느꼈다. 거의 매일 반복하는 수술이라 별다른 감흥도 없이 어찌 보면 기계적으로 시행해 왔던 수술을, 이 간호사는 한 아기의 생명을 살리는 위대한 시술로 보아왔구나. 나도 아기의 생명유지에 신경을 안 쓴 것은 아니지만, 그동안 단순히 수술의 성공 또는 실패 여부에만 더욱 치중하지 않아왔나... 하는 자책감도 한순간 지나갔다. 그 간호사의 '교수님, 천당 가시겠다'라는 그 말은 그 후 같은 수술 시마다 나를 깨우쳐 더욱 열심히, 조심스럽게 수술하여 한 생명을 살려 보겠다는 사명감을 가진 치열한 노력으로 이어지고 있다.

그날 집에 와서 아내에게 병원에서 있었던 일을 이야기하였다. 그랬더니 아내가 하는 말.
"당신 천당 가서 좋겠다."
이어진 또 한마디.
"당신 다리만 붙잡고 있으면 나도 천당 가는 거죠?"
"그럼... 그러니 나한테 잘해요."
서로 얼굴을 쳐다보며 모처럼 아내와 큰소리로 웃었다.

(2017 의사수필동인 박달회 제44집 게재-일부수정)

재수술 유감

"선생님, 재수술하러 왔어요."
"잘 오셨습니다. 그런데 재수술이 아닙니다. 2차 수술입니다."
"?"
환자와 보호자가 눈을 동그랗게 뜨고 다시 묻는다.
"그쪽 선생님은 재수술이라고 하던데요?"
"아.. 그게 아니고요... 2차 수술이란..." 오늘도 외래에 '재수술 상담'을 위하여 방문한 환자들과 처음부터 이런 대화를 나눈다.

물론 질환마다 차이가 있겠으나, 재수술을 해야 한다는 통보를 받은 환자 측에서는 첫 수술이 잘못되어 다시 수술을 받아야 하는 경우로 생각하게 되는 것이 통상적이다. 가령 복강 내부의 단순한 양성종양 제거수술 등이 이에 해당될 수 있다.

물론 의사들은 수술 전 환자들로부터 수술동의서를 받을 경우,

수술 후에 발생할 수 있는 각종 합병증들에 대하여 소상히 설명을 한다. 재수술의 가능성에 대해서도 동의서에 포함될 수 있다. 그럼에도 불구하고 일단 재수술을 하게 된다면 일부 환자들은 수술을 집도한 의사들을 원망하는 경우들이 많은 것 같다.

단순한 양성종양이 아니라 암 등의 생명과 관련된 심각한 질환 수술에서는 어떨까. 이 경우는 재수술의 단계를 넘어 세 번, 네 번도 수술할 수도 있으니 환자와 의료진 간의 이런 오해가 드물다. 실제로 난소암의 경우는 첫 수술에서 암종괴를 제거한 후, 일정한 시기가 지나서 시행하는 '2차 추시개복수술'이라는 용어도 있다.

그런데 산부인과 영역에서 이런 재수술 또는 2차수술이 불가피하게 필요할 수 있는 경우는 또 있다. 바로 조산의 대표적 원인이 되는 자궁경부무력증의 예방을 위한 '자궁경부 원형결찰수술'이 그것이다. 그런데 이런 예방 수술 후 만삭까지 가지 못하고 임신 중기에 자궁경부가 짧아지거나 벌어져 조산되는 환자들이 약 15~20%에 이른다. 예방수술이 아닌, 자궁경부의 길이가 이미 많이 단축되거나, 경부입구가 벌어져서 치료를 목적으로 긴급수술을 했던 경우는 이런 합병증 빈도가 더욱 상승하여 다시 수술이 필요한 경우들이 많이 발생한다.

자궁경부무력증의 예방적 수술이나 치료적 수술의 목표는 태아가 건강하게 태어나도록 가능한 만삭일까지 이르게 하는 것으로써, 첫 수술의 성과가 만족되지 못하면 당연히 2차 또는 3차

수술의 가능성을 생각해야 한다. 즉, 한 번의 수술로서 상황이 종료될 수 있는 것이 아니고 수술을 여러 번 하더라도 적어도 1차 목표인 임신 28주(의학적으로 relative success/비교적성공)까지 이르러야 하며, 만삭까지 임신이 연장되어야 의학적으로 complete success(완전한 성공)로 부를 수 있다.

미국의 백만장자인 워런 버핏(Warren Buffett)은 다음과 같은 명언을 남긴 바 있다. "Absolute Success is Luck. Relative Success is Hard Work"이 그것이다. 해석해 보면 "완전한(또는 절대적인) 성공은 행운입니다. 비교적 (또는 상대적) 성공도 사실 힘든 일입니다"가 된다. 이 내용은, 어떤 일이라도 성공에 이른다는 것은 일정 부분 행운이 따라야 한다는 것이고, 상대적인 성공도 역시 어려운 과정을 겪어서 이루어진 결과라는 것이다.

그렇다면 이를 의학에 대입한다면 어떻게 이해하여야 할까. 수술의 완전한 성공(만삭 임신에 이르는 것)을 위해서는 행운이 따라야 하고, 비교적 성공(28주에 출산한 경우)이라는 결과를 내었어도 상당히 어려운 수술을 해 내었다는 것이다. 따라서 2차, 또는 3차 재수술을 해야 한다는 것을 의사들은 결코 부끄러워할 필요가 없는 것이다.

자궁경부무력증에서 더블맥수술(Double McDonald Cerclage) 등의 2차 (또는 3차) 수술은 임신 28주 또는 만삭분만으로 도달하기 위하여 상당히 유용한 수술 방법이다. 물론 환자의 상태에 따라 수술의 가능성, 수술의 시기 등을 차분히 검토하고 수술의 시행 여부를 결정해야 한다는 점을 충분히 고려하여야 한다. 수술적 방법과 비수술적 방법에 대한 장단점들을 잘 설명한 후에 환자와 보호자의 동의를 얻는 것도 물론 필수이다.

수술의 성공률이 낮을수록 성공을 위하여 노력하여야 하는 상황은 물론 더욱 어렵고 고단한 일이 된다. 임신이란 태아가 만삭 임신을 향해 가는 열차에 올라탄 것과 같은 상황이다. 열차가 어떤 사고로 정지하면 그 자리에서 내려야 하는 것이 바로 조산에 해당된다. 열차 정지를 예방하는 것을 1차수술이라고 한다면, 정지된 열차에 대한 사고의 원인을 제대로 규명하여 해결한 후 열차를 다시 출발케 하는 것이 2차수술이다. 2차수술은 사실 어렵고 험난한 과정을 거쳐야 한다. 모든 과정들이 태아의 생명과 직접 연결되는 것이니 어느 수술 과정 하나도 소홀히 할 수 없다.

성공적인 수술 후 커피 한 잔의 휴식은 그 어느 때보다도 달콤하다. 안도감과 함께 느끼는 행복감. 의사로서의 참보람을 느낀다고 할까. 그 결과가 결국 'relative success'가 될지라도 말이다.

(2019 의사수필동인 박달회 제46집 게재-일부수정)

결자해지(結者解之)

  사자성어(四字成語)란 아시다시피 비유적인 내용을 담은 함축된 네 가지 글자로써 상황, 감정, 사람의 심리를 묘사할 수 있는 관용구이다. 어떤 사자성어는 개인의 자기성찰은 물론 인생의 귀감이 되는 글귀일 수도 있고, 어떤 회사의 사장실에 붙어있는 사자성어는 그 회사의 비전 또는 목표가 되기도 한다. 대화 중에 자기 상황을 설명하기 위한 비유로써, 사자성어를 적절히 사용하면 상대방의 이해를 쉽게 이끌어 낼 수 있는데, 내가 요즘 진료실에서 산모들에게 자주 사용하고 있는 아주 쉬운 사자성어가 있으니 그것은 바로 '결자해지(結者解之)'이다.

  결자해지란, 말 그대로 매듭을 만든 사람이 매듭을 풀어야 한다는 뜻. 다시 말하면, 어떤 일을 저질렀으면 저지른 사람이 그 일을 해결해야 한다는 당연한 가르침을 주는 漢文 사자성어이다.

이 단어는 아마도 중학교 다닐 때쯤에 배운 단어인 듯 싶다.

결자해지의 본래 가르침의 내용은 '자신이 행한 일은 자신이 완료해야 한다'는 것이다. 자기가 만든 일을 남이 해결하도록 미루어서는 안 될 것이다. 정작 그 일을 시작한 이후 너무 힘들거나, 종료 후에도 자기에게 유리하지 않는 결과가 예상될 때, 무책임하게 그 일을 그만둬서도 안 될 일이다.

결자해지에 대한 유래를 찾다 보니, 불교에서 가르치는 업(業)에 대해서도 정확히 알게 되는 기회가 되었다. 업에는 두 가지가 있으니 선행(좋은 業)과 악행(나쁜 業)이 그것이다. 살면서 자기가 행한 모든 일에 대하여 결자해지를 하지 않으면 결국 나쁜 업(業)들이 쌓이게 되는데, 불교에서는 이를 업보(業報) 또는 우리가 잘 알고 있는 '인과응보(因果應報)'라는 사자성어로 가르친다.

아무튼, '결자해지'를 진료실에서 산모들에게 사용하게 된 계기는 다음과 같다.

자궁경부무력증 임산부들에게 조산을 막아주는, 더블맥도널드(double McDonald Cerclage, 더블맥) 수술이 있다. 이는 기존의 싱글맥도널드 수술을 시행한 후에 자궁경부의 아래쪽을 한 번 더 보강 목적으로 묶어주는 수술이다. 따라서 봉합사가 한 개가 아니고 두 개이다. 자궁경부에서 봉합 매듭을 만드는 위치도 경부의 손상 여부에 따라 다르기 때문에 수술기록지에 항상 매듭의 위치를 '12시 방향에 두 개' 또는 '10시 방향에 한 개, 12시 방향에 한 개'

등의 표시로 정확히 표기해 두고 있다. 이는 물론 임산부가 만삭에 이르러 분만을 하기 전에 봉합사 매듭을 풀 때, 어느 병원에 가서든지 그쪽 의사가 참고하도록 하기 위함이다.

수술을 받은 대부분의 산모들은 우리 병원에서 봉합사를 풀고 분만을 기다린다. 그런데 지방에서 올라와 수술을 하고 다니는 환자들 중에는 지방병원을 병행하면서 진료를 하는 산모들이 많다. 특히 거리가 먼 곳에서 다니는 환자들 중에서는 "다니는 병원에서 분만하고 싶은데 봉합사를 꼭 선생님 병원에서 풀어야 하나요?" 하고 문의하는 경우들이 있다. 사실 봉합사를 푸는 시술은 마취도 필요 없이 일상적인 진료 중에 시행할 수 있다. 대부분의 경우 이 봉합사는 다른 산부인과 의사들도 풀 수 있다. 그러나 일부의 경우는, 특히 수술 시에 자궁경부가 많이 변형되어 있거나, 응급수술 또는 재수술을 한 경우에는 다른 의사들에게 부담을 주는 것 같아서 가능하면 나에게 풀라고 권유하는 것이다. 이때 나의 대답이 '결자해지'인 것이다.

"봉합사는 내가 묶었으니 내가 풀어야지요. 결자해지(結者解之)란 말이 있잖아요."

이런 유머로 산모들에게 설명하면 잘 이해하고 대부분 우리 병원에서 편안하게 봉합사를 풀고 내려간다. 물론 봉합사를 풀어준 후에는 다시 지방병원에 내려가서 자연분만하기를 권한다.

나중에 알게 된 사실이지만 나 스스로 결자해지를 하였으니 '쉬운 일'이었지, 다른 의사(필자)가 한 시술을 마무리(봉합사 제거시술)하는 의사 입장에서는 결코 쉬운 일이 아닌 경우들도 있었다. 한 번은 미국에서 귀국하여 더블맥수술을 하고 간 교포가 있었는데, 수술 몇 주 후에 출국하더니 미국에서 의사들이 봉합사 실을 풀 수 있다는 회신을 해왔다.

'봉합사 잘 풀고 자연분만하세요'라고 회신을 주었는데, 그 산모는 결국 봉합사를 풀면서 갖은 고생을 하다가 결국 실을 못 풀고 제왕절개술로 아기를 낳았다고 했다. 더욱이 실을 풀 때 하반신마취도 하였다니 어지간히 고생을 한 것이다. 그 외 지방의 분만병원에서 분만 직전 실을 풀려고 시도하다가 잘 안돼 우리 병원까지 와서 실을 풀고 다시 내려가 자연분만한 산모들도 있다. 이런 상황들이 내가 봉합사를 직접 풀어야 하는 연유를 결자해지로 설명해 주는 이유가 된다.

인생에서도, 실생활에서도 결자해지는 꼭 필요하다. 살아오는 동안 나도 모르게 결자해지를 안 해왔던 일은 없었던가? 나도 모르게 쌓이는 나의 업보가 내 자손들에게 인과응보로 전달되지는 말아야 할 텐데 하며 오늘도 최선을 다하여 덕을 쌓아보려 한다.

(2020 의사수필동인 박달회 제47집 게재-일부수정)

뭐라도 해 봐야지요

　응급실을 통해 임신 20주를 갓 넘은 쌍둥이 산모가 입원하였다. 초음파검사를 해보니 양막이 이미 자궁경부를 지나 질 내부로 5cm나 튀어나온 초응급상태이다. 전원 해 준 병원의 진료의뢰서를 보니 이미 이 산모는 이러한 상태로 그 병원에 1주일이나 입원한 채, 별다른 조치도 안 하고 있었다.

　'왜 그대로 있었느냐'고 물어보니 그 병원 선생님이 '쌍둥이 임신에서는 수술해도 효과가 없고 또 이런 경우에는 수술 자체가 불가능하니 관찰만 해보자'고 했단다.

　전원 되어 온 마지막 날에는 '더 진행되어서 이제 희망이 없으니 아기들을 보내주는 것이 어떻겠냐'는 말도 들었다고 했다. '그런데 어떻게 우리 병원을 찾아왔느냐'고 묻자 부부가 열심히 인터넷 검색을 하여 우리 병원을 알게 되었다고 했다. 거의 체념한 상태로 온 부부가 무심코 내뱉은 말… "뭐라도 해봐야지요"가 아직도 머릿속을 맴돈다.

다행히도 응급 수술이 잘되어 그 산모는 2차수술도 없이 36주까지 임신이 유지되어 건강한 쌍둥이를 출산하였다. 기존 병원의 의료진이 산모에게 임신을 포기하라는 말을 한 것은, 무리하게 임신을 유지하다 보면 산모의 건강까지 해칠 수 있으리라는 걱정이 앞선 것으로도 이해할 수 있겠다. 그러나 불과 1주일 전까지 잘 유지되던 임신 과정에서 갑작스럽게 '아기를 포기해야 한다'는 말을 들은 산모와 가족들은 그 말을 쉽게 받아들이기 힘들다. 길고 긴 고민 끝에, 끝까지 포기하지 않고 '뭐라도 해 보자'라는 마음을 가진 산모들에게 그저 내가 할 수 있었던 말은 최선을 다해보자는 말뿐이었다.

"뭐라도 해 봐야지요"는 그 후 나도 가끔 사용하는 말이 되었으니, 위와 같은 상황은 아니더라도 우리 병원에는 급하게 찾아오는 산모들이 많기 때문이다. 대부분 양막이 자궁 밖으로 돌출되어 응급수술이나 재수술이 필요하다고 전원 되어 온 산모들이다. 그런데 이 중에서는 당장 응급수술이 필요한 경우임에도 수술의 합병증만을 너무 두려워하여 수술을 포기하는 부부가 가끔 있다. 기껏 우리 병원까지 어렵게 찾아와 놓고서 막상 수술이 무서워 자궁 속 아기를 포기하겠다는 것이다. 이때 내가 해주는 말이 "뭐라도 해 봐야지요"인 것이다.

"위험이 없는 수술은 없습니다. 100% 잘 될 것이라고 약속할 수는 없으나, 포기하지 않는다면 지금은 무엇이라도 해 봐야 하는 상태입니다."

공감 끝에 응급수술을 진행한 산모들의 현재까지 수술 성공률은 고무적이어서 참 다행한 일로 생각하고 있다.

不入虎穴 不得虎子(불입호혈 부득호자)라는 고사성어는 호랑이 굴에 들어가지 않으면 호랑이 새끼를 얻을 수 없다는 뜻이다. 요즘 유행하는 영어로 표현하면 'High risk, High return'이다. 산모는 용기를 내어 수술에 임하였고 의사인 나도 위험을 무릅쓰고 수술을 했기 때문에 아기를 살릴 수 있었던 것이다.

돌이켜보면 "뭐라도 해 봐야지요"는 사실 지나온 우리들의 삶에 각자 의도치 않게 겪었던 어려운 시절을 극복해 냈을 때 자신도 모르게 저절로 내 뱉었던 말이 아닌가. 한 평생의 삶에서 어찌 평탄하고 안온한 길만 기대할 수 있겠는가. 폭풍우가 휘몰아치고 험한 눈보라 길도 있고 어느 곳에서는 번개가 내려치기도 하는 인생의 고비들을 맞을 때마다, 사람들에게는 스스로를 극복하는 길이 반드시 있다고 믿는다. 나의 경험에서도 의도치 않았던 어려웠던 시절들이 있었고, 모든 것이 지나간 지금, 안정된 삶을 되찾았다. 임상현장에서는 특히 어려운 수술들의 성공 후 많은 보람도 생기게 되었다. 대학을 떠난 이후 7년간의 진료현장에서 오히려 30여 년간 대학병원에서 근무할 때보다 더욱 좋은 성과를 이루게 되었으니, 참 은혜롭지 아니한가. 오늘날 생각해 보면 그 당시의 어려움이 있었기에 산모들의 "뭐라도 해 봐야지요"라는 말이 더욱 절실히 내 마음에 다가온 것 이리라.

　위급한 산모들을 많이 진료하면서, 의사는 환자가 먼저 포기하지 않으면 절대 먼저 포기해서는 안 된다고 믿게 되었다. 물론 최선을 다했는데도 산모가 먼저 포기한 경우들도 있고, 수술을 시도하려던 경우들에서도 이미 진행된 감염으로 인하여 수술을 중단한 경우도 있다. 그래도 뭐라도 해 보면서 최선을 다했던 경우들은 결과에 대한 후회도 훨씬 적다. 아무튼 이때 비통한 산모와 가족들을 위로해 주는 것도 나의 몫이다. 어찌 보면 이런 경우들이 아직 훨씬 어렵고 힘들다. 의대 학창시절에 여러 교수님들로부터 '의사는 환자의 육체의 병과 함께 마음의 병도 치유해야 한다'라는 가르침을 귀가 따갑게 들은 바 있는데도, 그동안 나는 환자들이 희망의 끈을 붙잡을 수 있도록 얼마나 노력을 해주었는가. 또는 위급한 환자나 가족들의 비통한 마음들을 얼마나 어루만져 주었는가... 환자를 진료할 수 있는 마지막 날까지 더욱 겸허히 생각해 보아야 할 명제이다.

(2021 의사수필동인 박달회 제48집 게재-일부 수정)

"왜 이렇게 늦게 왔어요?"

진료 중인데 간호사가 어떤 의사 선생님이 방문했다고 알린다. 다음 환자 진료를 잠시 물리고 만났더니 준비한 선물을 주며 연신 감사하다고 한다. 의아해 하는 나에게 그 선생님은, 자신이 진료하던 임신 중기의 임산부가 갑자기 자궁경부가 다 열려서, 양막이 보이는 상태로 우리 병원에 연락도 없이 급히 보냈었는데 우리 병원에서 너무 잘 해주어서 감사하고 싶어서 직접 찾아온 것이라고 했다.

그 임산부는 갑자기 양막이 질 내로 돌출되어 조산이 될 뻔한, 소위 응급 자궁경부무력증 환자였다. 당시 양막을 다시 자궁 내부로 복원하는 응급수술이 잘 되어 2차 수술도 없이 잘 회복된 임산부는 다시 그 병원으로 가서 만삭분만을 한 터였다.

그 선생님은 수술 후 회복되어 다시 찾아온 산모가 했던 말을 특히 잊지 못하겠다고 했다. 아마도 퇴원 시 내가 한 말을 그 선생님에게 그대로 전한 모양이었다.

"저에게 감사하지 말고 처음에 진단을 잘 하셔서 우리 병원으로 보내주신 그 병원 선생님께 먼저 감사하세요."

산부인과 전공의 시절에 교수님으로부터 무척 혼난 적이 있다. 다름 아닌 응급실로 처음 전원 되어 온 쌍둥이 산모 때문이었다. 전날 밤에 심한 출혈과 진통으로 지역 병원으로부터 응급으로 전원 되어 온 그 쌍둥이 산모는 출혈이 멈추지 않아 교수님이 병원에 도착하기도 전에 응급 제왕절개술을 시행하여 아기 둘을 무사히 분만한 터였다. 산모도 수술 중에 수혈을 많이 하긴 했으나 잘 회복되는 중이었다. 진단명은 태반조기박리. 태반이 일찍 박리되어 극심한 진통과 함께 많은 출혈이 발생했던 것이었다.

응급조치를 잘 하여 칭찬을 받을 줄 알았는데 오히려 야단을 맞게 되니 어이가 없었으나, 자초지종을 알고 보니 이해가 되었다. 그 산모 남편이 교수님을 방문하여 이야기를 하던 중, 응급실에 방문하자마자 의사가 "왜 이렇게 늦게 왔느냐"라는 말을 하더라는 것이었다. 그러니 자기 아내를 늦게 우리 대학병원으로 이송한 지역 병원의 책임이 아니냐고 따지더라는 것이었다.

교수님은 간신히 환자 보호자를 이해시키고 돌려보낸 후에 나를 불러 혼을 내신 것이었다. 그러나 나는 그런 말을 한 적이 없었으니... 알고 보니 응급실에서 그 산모를 처음 본 인턴 선생이 엉겁결에 내뱉은 말이었다. 교수님은 내가 그랬는 줄 아시고 나를 혼내신 것이었고. 나는 다시 응급실 인턴 선생을 불러 다음부터는 그렇게 이야기해서는 안 된다고 단단히 교육을 시켰었다.

응급실에서 처음 온 환자들을 진료할 때 "왜 이렇게 늦게 왔어요?"라는 말을 절대로 하지 말라는 것은 전공의 시절에 교수님들로부터 귀가 따갑게 들은 가르침 중의 하나이다. 대학병원으로 전원 되어 온 환자들은 집에서 응급 상황이 생겨 스스로 대학병원을 찾아온 사람들도 있겠으나, 대부분은 일반 병·의원에서 진료 후 응급상황이므로 대학병원으로 옮겨온 환자들이다. 해당 환자의 대학병원에서의 진료 결과의 예후가 좋고 나쁨을 떠나서, 진료 후 환자들은 첫 진료한 의사의 말을 떠올리게 된다. 그런데 막상 대학병원에서 처음 본 의사가 "왜 이리 늦게 왔느냐"라고 했다면 결국 전원 시켜준 병·의원의 의사들에 대한 비난의 감정을 가질 수밖에 없는 것이다. 비난만 한다면 감수가 되겠으나 예후가 좋지 않을 경우에는 대부분 법적 소송까지로 발전하는 경우들이 많으니 문제가 커진다.

실제로 A 병원에 근무하는 후배 산부인과 의사가 들려준 일화이다. 임산부를 진료하다가 큰 낭패를 본 적이 있다는 것이다. 진료하던 산모의 진통 중 태아 심박동그래프가 좋지 않아서 대학병원으로 전원하였다고 한다. 대학병원에서 며칠 후 분만을 하였는데 그만 아기가 나중에 뇌성마비로 판정되었다.

아기 보호자 측에서 소송을 하여 A 병원과 대학병원이 피고가 되었다. 몇 년에 걸친 지루한 소송 끝에 결국 A 병원이 배상을 하게 되었다. 재판 과정마다 참석한 후배 의사의 말을 들어보니 대학병원 측에서 A 병원이 환자를 늦게 보내주어 그렇게 되었다고 변론을 하였고, 판사님은 대학병원의 손을 들어준 것이었다.

'산모를 분만하기 며칠 전에 전원하였는데 늦게 보냈다니?'

억울한 마음에 항소까지 하였지만 결국 거금의 배상을 하게 되었다고 한다.

과거에는 이런 일들이 위급한 임산부를 주로 진료하게 되는 산부인과에 많았으나 요즘 주변 이야기를 들어보니 여러 임상과를 막론하고 의료소송이 크게 증가하였다고 한다. 소송 건수로 보면 정형외과가 1위, 산부인과가 2위, 성형외과가 3위라고 한다. 또한 의원급이 병원급보다 많다. 소송 건수가 많아진 것은 법학전문대학원이 설립된 이후 변호사 수가 증가하여 그렇다고도 하고, 또한 국민 개개인의 권리의식이 높아져 그렇다고도 하는 이야기들도 들린다.

대한의사협회 김해영 법제이사에 의하면 아이러니컬하게도 의료사고 중재를 위해 설립된 '한국의료분쟁조정중재원'도 영향을 준다고 한다. 검찰이나 법원에서 요청한 감정서 내용이 정제되지 않은 내용이 많았다는 것이다. 예를 들면 '... 해서 아쉽다'라는 표현 같은 것이 문제였다. '아쉽다' 등의 단어는 검찰에서 과실로 간주할 수 있고, 이를 토대로 검사가 실형을 구형하고, 판사가 실형을 선고할 수 있다. 또한 판사는 실형을 선고받고 싶지 않으면 환자와 합의를 하라고 강제한다는 것이다. 예를 들어 자궁 내 태아 사망사건에서 중재원의 감정에는 '세심한 관찰이 필요하다, 주의 깊게 측정해야 했다'는 단어들을 썼는데, 이로 인해 업무상 과실 및 태아의 사망 사이의 인과 관계가 인정되어 버린 경우도 있다고 했다.

 의사들은 부디 진료 시 말이나 글을 조심해야 한다. 특히 의료 감정서 작성을 주도하고 있는 대학병원의 의사들은 감정서의 단어 한 마디 한 마디마다 주의를 기울여 작성하기를 권한다.
 '말 한마디에 천 냥 빚도 갚는다'는 격언은 말을 잘못하면 천 냥을 손해 본다는 뜻과 같다. 잘못 선택된 단어 하나 때문에 동료 의사가 수억 원을 배상할 수 있음을 명심해야 한다.
 명심보감에 '구시상인부(口是傷人斧) 언시할설도(言是割舌刀)'라는 말이 있다. '입을 잘못 놀리면 사람을 상처 내는 도끼와 같고, 말을 잘못하면 내 혀를 베는 칼과 같다'는 말이다.
 모든 의사들은 의과대학 졸업 시 히포크라테스 선서를 한다.
 '나의 일생을 인류 봉사에 바칠 것을 엄숙히 서약한다'로 시작하는 선서의 내용에는 '나는 동업자를 형제처럼 생각하겠다'라는 내용이 들어있다. 동료 의사들을 형제까지는 생각하지 않더라도 적어도 비난받아야 할 대상으로 만드는 말과 글은 피해야 한다. 사실을 왜곡하라는 것이 아니다. 사실을 있는 그대로 표현하되 최대한 정제된 단어를 선택해야 한다.

요즘 필자가 진료하는 자궁경부무력증 센터에는 특히 1차 수술 경과가 좋지 않아 2차 수술을 위해 전원 되어 오는 환자들이 많다. 전원 되어 온 임산부들은 거의 대부분 첫 병원에서 수술을 잘못해서 이렇게 되었나 의심하는 경우들이 많다. 그렇지 않다. 그 병원에서 수술을 한 선생님들도 최선을 다한 것이다. 그래서 꼭 다음과 같은 말을 해준다.

"그 선생님이 수술을 잘 해 주셨기 때문에 몇 주라도 임신이 연장된 것이고, 이제 2차 수술도 가능하게 된 것이지요."

한마디 더하여 "첫 수술이 잘못되었다면 2차수술도 할 수 없답니다"라는 말도 해준다. 사실이기 때문이다. 재수술이라는 단어도 사용하지 않는다. 환자 측의 쓸데없는 오해를 불러올 수 있기 때문이다.

서두에 소개한 의사선생님과는 이제 카톡으로 의료 상담을 주고받는 사이가 되었다. 2차 수술 환자들을 자주 보내온 지방의 어떤 원장님들은 명절 때마다 카드와 작은 선물을 보내주기도 한다. 환자들에게 말 한마디 예쁘게(?) 해주었을 뿐인데, 참 고마운 일이 아닐 수 없다.

심리학자 이토 아키라가 쓴 〈할 말 다 해도 괜찮습니다〉라는 책에는 이런 말이 있다.

'한 마디를 우습게 여기면 인생을 망칠 위험성이 부쩍 올라간다. 한편 한 마디를 중요하게 여기면 그것은 인생에 커다란 선물을 안겨준다.'

(2022 의사수필동인 박달회 제49집 게재-일부 수정)

건강한
삶을 위한
50가지
이야기

초판 1쇄 발행 2023년 5월 1일

지은이	박문일
펴낸곳	도서출판 지누

출판등록	2005년 5월 2일
등록번호	제313-2005-89호
주소	(04165) 서울특별시 마포구 마포대로 15 현대빌딩 907호
전화	02-3272-2052
팩스	02-3272-2053
전자우편	jinubook@naver.com
인쇄·제본	벽호

값 18,000원

ISBN 979-11-87849-44-5 (03510)

이 책은 저작권법에 의하여 보호받는 저작물이므로 무단 전재와 복제를 금합니다.